D1496192

La dieta Sirtfood

Aidan Goggins y Glen Matten

La dieta Sirtfood

Un método revolucionario
para ganar salud y perder peso

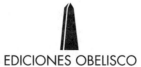

EDICIONES OBELISCO

Si este libro le ha interesado y desea que le mantengamos informado
de nuestras publicaciones, escríbanos indicándonos qué temas son de su interés (Astrología,
Autoayuda, Ciencias Ocultas, Artes Marciales, Naturismo, Espiritualidad, Tradición…)
y gustosamente le complaceremos.

Puede consultar nuestro catálogo en www.edicionesobelisco.com

Colección Salud y Vida natural
La dieta Sirtfood
Aidan Goggins y Glen Matten

1.ª edición: marzo de 2017

Título original: *The Sirtfood Diet*

Traducción: *Joana Delgado*
Maquetación: *Marga Benavides*
Corrección: *M.ª Ángeles Olivera*
Diseño de cubierta: *Enrique Iborra*

© 2016, Aidan Goggins y Glen Matten
(Reservados todos los derechos)
© 2017, Ediciones Obelisco, S. L.
(Reservados los derechos para la presente edición)

Edita: Ediciones Obelisco, S. L.
Collita, 23-25 Pol. Ind. Molí de la Bastida
08191 Rubí - Barcelona - España
Tel. 93 309 85 25 - Fax 93 309 85 23
E-mail: info@edicionesobelisco.com

ISBN: 978-84-9111-195-5
Depósito Legal: B-5.377-2017

Printed in Spain

Impreso en España en los talleres gráficos de Romanyà/Valls S. A.
Verdaguer, 1 - 08786 Capellades (Barcelona)

Agradecimientos

Deseamos dar las gracias a doctor Padhraig Ryan, especialista en Salud Pública del Trinity College Dublin, por su inestimable aportación en la planificación del estudio, así como en el análisis y cobertura de los resultados.

Gracias también al brillante chef Mark Mc Culloch por las recetas del libro, las cuales prueban fehacientemente que comer de manera saludable no excluye saborear platos deliciosos.

Extendemos nuestra gratitud a Gideon Remfry y a todo el personal de KX, no sólo por atender a nuestras ideas, sino también por permitir que sus semillas florecieran y dieran fruto. Deseamos que la publicación de este libro estimule las investigaciones futuras necesarias en este campo tan apasionQueremos dar las gracias, asimismo, a Eugenie Furnis y a Rory Scarfe, de Furniss Lawton, que captaron de inmediato el potencial transformador de nuestras ideas y apoyaron cada uno de nuestros pasos en la creación de este libro.

Introducción

Como expertos en medicina nutricional y autores de la galardonada obra *The Health Delusion (El engaño de la salud)*, creemos que estamos bien preparados para, en temas de salud, saber separar muy bien la paja del trigo. Por ello, en cuanto a dietas se refiere, ambos somos muy escépticos, ya que, del mismo modo que las estaciones o las modas, las dietas relámpago van y vienen.

Ese tipo de dietas, si bien a corto plazo ofrecen una pérdida de peso, a largo plazo tienen unos porcentajes de fracaso muy elevados. Sus seguidores no pueden mantener el peso y acaban donde empezaron, con frecuencia con algunos kilos de más. De entre las miles de personas que este año seguirán esas dietas populares, menos de un 1 % conseguirá perder peso de manera definitiva.[1] Todos estamos tan decepcionados con esas falsas promesas que, a pesar de que la población mundial cada vez es más obesa, el número de personas que siguen una dieta es un tercio inferior que hace veinte años.

Cabe señalar, para ser justos, que las dietas nunca habían formado parte de nuestro quehacer diario. Hasta que descubrimos los *Sirtfoods*, que representan una manera radicalmente nueva y un método sencillo que permite perder peso y *conservar* esa pérdida, además, con la ventaja extra de convertirse en una persona más sana a lo largo del proceso.

---

1. Hill, A. J., *Does dieting make you fat?*, *Br J Nutr.* 92 Suppl 1, S15-18 (2004).

¿Qué son los *Sirtfoods*?

En los últimos años, el colectivo nutricionista ha desarrollado un apetito voraz por las dietas de ayuno, y por muy buenas razones. Los estudios demuestran que ya sea moderando la ingesta calórica diaria o, de manera más estricta, aunque menos frecuente, ayunando de manera intermitente, la expectativa que tienen los seguidores de esas dietas es perder alrededor de unos 6 kilos en 6 meses y, además, poder contar con un riesgo mucho menor[2] de desarrollar enfermedades.

Cuando ayunamos, la reducción de la energía de nuestro organismo activa el llamado gen adelgazante, y, a su vez, se generan muchísimos cambios positivos. La función de almacenar grasa se desactiva y nuestro organismo detiene su proceso normal de crecimiento e inicia el «modo supervivencia». De este modo se estimula la quema de grasas, y los genes involucrados en la reparación y el rejuvenecimiento de nuestras células se ponen en marcha. El resultado es la pérdida de peso y una mayor resistencia a la enfermedad.

Pero todo tiene un coste añadido. La reducción de la ingesta energética provoca hambre, irritabilidad, cansancio y pérdida de masa muscular. Y eso es algo muy obvio en las dietas de ayuno; cuando se llevan a cabo funcionan, pero nos dejan en un estado lamentable y no lo podemos soportar. Todo esto nos conduce a un importante planteamiento: ¿es posible conseguir todos estos beneficios sin tener que limitar mucho las calorías y soportar sus numerosos inconvenientes?

Queremos introducirte en los *Sirtfoods*, el nuevo grupo de alimentos que se han descubierto recientemente. Los *Sirtfoods* son alimentos ricos en nutrientes que, al consumirlos, activan en nuestro organismo los mismos genes adelgazantes que activa el ayuno. Esos genes se denomi-

---

2. Harvie, M. N. *et al.,* «The effects of intermittent or continuous energy restriction on weight loss and metabolic disease risk markers: a randomized trial in young overweight women», *Int J Obes* (Lond), 35, 714-27 (2011).

nan sirtuinas. La primera vez que se tuvo noticia de ellas fue en un estudio de referencia realizado en 2013, cuando los científicos estudiaban el resveratrol, un compuesto que se encuentra en el hollejo de la uva negra y en el vino tinto, en la levadura, y que produce los mismos beneficios que la restricción calórica sin necesidad de tener que reducir la ingesta de calorías.[3] Puesto que los investigadores han descubierto que en el vino tinto existen otros componentes que ejercen un efecto similar, se cree que eso explica los beneficios que tiene para la salud su consumo y la posibilidad de que la gente que lo bebe gane menos peso.[4]

Este descubrimiento despertó un enorme interés por saber qué otros alimentos contienen un alto nivel de esos nutrientes especiales capaces de desencadenar tales beneficios en nuestro organismo, y, paso a paso, las investigaciones fueron sacando a la luz una selección de alimentos. Si bien es posible que desconozcas algunos de ellos, como el tradicional levístico o apio del monte, desaparecido de nuestro ámbito culinario, la mayoría son muy conocidos, y también muy apreciados, como el aceite de oliva, las cebollas rojas, el perejil, el chile, la col rizada, las fresas, las alcaparras, el tofu, el cacao, el té verde, e incluso el café.

Principales reguladores del metabolismo

Desde que en 2003 se descubrieran los beneficios de los *Sirtfoods*, el entusiasmo por ellos ha alcanzado su cota máxima. Los investigadores han demostrado que sus virtudes van más allá del simple mimetismo de los efectos de la restricción calórica. Los *Sirtfoods* actúan como reguladores clave de nuestro metabolismo, con efectos extraordinarios sobre

3. Howitz, K. T. *et al.*, «Small molecule activators of sirtuins extend Saccharomyces cerevisiae lifespan», *Nature,* 425, 191-6 (2003).
4. Wang, L.; Lee, I. M.; Manson, J. E., Buring; J. E. Sesso, H. D., «Alcohol consumption, weight gain, and risk of becoming overweight in middle-aged and older women», *Arch Intern Med.* 170, 453-61 (2010).

la quema de grasas, y además de potenciar el aumento de la masa muscular, mejoran la salud celular. El mundo de la investigación de la salud había alcanzado la cúspide del más importante descubrimiento nutricional de todos los tiempos. Por desgracia, la cosa tomó un giro inesperado cuando la industria farmacéutica invirtió miles de millones de dólares en buscar la manera de convertir los *Sirtfoods* en una pastilla *Shangri-la* comercializable, y con ello se perdió el punto de vista de la dieta en sí. Creemos que el enfoque de los laboratorios farmacéuticos es intrínsecamente erróneo, pues busca (hasta el momento ha fracasado) reducir los beneficios de esos nutrientes vegetales completos a un único fármaco. En vez de esperar a que la industria convierta los nutrientes que ingerimos en un tipo de fármaco en principio extraordinario (que de todos modos nunca sería efectivo), creemos que tiene mucho más sentido seguir unas dietas lo bastante ricas en esos nutrientes naturales a fin de conseguir esos fascinantes beneficios. Ésa fue la base de nuestra prueba piloto cuando nos centramos tanto en crear una dieta que contuviera las fuentes más ricas de *Sirtfoods* como en observar sus efectos.

Un vínculo común entre las dietas más saludables del mundo

Cuando investigamos más a fondo, descubrimos que las mejores fuentes de alimentos *Sirtfoods* se encontraban en las dietas que exhibían las tasas de enfermedad y obesidad más bajas del mundo. Los indios americanos Kuna —que parecen ser inmunes a la hipertensión y muestran unos índices de obesidad, diabetes, cáncer y muerte prematura extraordinariamente bajos gracias a su dieta rica en coco—, y los japoneses de Okinawa —con su dieta de *Sirtfoods*, sus esbeltas siluetas y su larga esperanza de vida—, van de la mano en ese aspecto. En India, el voraz apetito por las comidas especiadas, sobretodo el *Sirtfood* cúrcuma mantiene a raya el cáncer. Y, para envidia de todo el mundo occidental, está también la dieta mediterránea tradicional, en la que no destaca la obesidad y las dolencias crónicas son una excepción, no una norma. El aceite de oliva extra virgen, los vegetales de hoja verde, los frutos secos, las bayas, el vino tinto, los dátiles y las hierbas son todos potentes *Sirtfoods*, y todos ellos aparecen en la tradicional dieta mediterránea. Recientemente, el mundo científico coincide en que para perder peso es más eficaz seguir una dieta mediterránea que contar calorías, y también esa dieta es más eficaz que los fármacos para detener las enfermedades.[5]

Si bien los *Sirtfoods* no forman parte esencial de la dieta británica actual, no siempre fue así. Los *Sirtfoods* eran ingredientes básicos en las cocinas inglesas, y si bien muchos han caído en desuso, y otros han desaparecido totalmente, pronto demostraremos que eso es algo que se puede rectificar.

La idea moderna de un ensayo antiguo

Es posible que en el mundo científico los *Sirtfoods* sean un descubrimiento nutricional reciente, pero está claro que a lo largo de la historia son varias las culturas que han experimentado ya sus beneficios. De hecho, ahora sabemos que existe un registro de los beneficios de los *Sirtfoods* que se remonta a las primeras pruebas clínicas realizadas en la historia. Nos encontramos con que hace 2.200 años, en el Libro de Daniel del Antiguo Testamento ya se hablaba de ellos. En aquella época, se recetaba el alimento considerado como el mejor de todos para que los hombres jóvenes se mantuvieran sanos y en forma y pudieran así entrar al servicio del rey. Eso sucedió con el propio Daniel, que se enfrentó a una dieta tan solo a base de plantas y vegetales que le produjeron en cuestión de días un efecto extraordinario. Daniel se mentalizó para no

5. Agudelo, L. Z. *et al.*, «Skeletal muscle PGC-1 alpha 1 modulates kynurenine metabolism and mediates resilience to stress-induced depression», *Cell* 159, 33-45 (2014).

ser ritualmente impuro tomando los ricos alimentos y bebiendo el vino de la corte real, de modo que se presentó a la guardia real, y dijo: «Probadnos durante diez días. Dadnos vegetales y plantas para comer y agua para beber, y luego comparadnos con los jóvenes que han estado tomando los alimentos de la corte real y basad vuestra decisión en lo que veáis». Acordaron permitirles hacer una prueba de diez días. Transcurrido ese tiempo, se vio que estaban más robustos (más musculosos) que los que habían seguido la dieta de la corte real. Así fue como les dejaron seguir tomando vegetales en vez de la comida que el rey les ofrecía.

Lo que realmente nos llama la atención es observar que junto a otros beneficios de la dieta vegetariana aparecía el incremento de la masa muscular, un efecto que nunca se esperaría de una dieta basada en vegetales, a menos que esas plantas fueran muy ricas en *Sirtfoods*. Los datos que demuestran que los vegetales comunes consumidos en aquella época eran similares a los de la dieta tradicional mediterránea, ricos en *Sirtfoods*, nos llevan a preguntarnos si el caso del Daniel bíblico es tan sólo una fábula o si bien, sin darnos cuenta, hemos hallado la respuesta a cómo conseguir el cuerpo y la salud que durante más de dos siglos hemos deseado.[6]

Como estás a punto de descubrir, la similitud del enfoque y el resultado entre lo que Daniel se propuso hace miles de años y nuestra dieta Sirtfood son extraordinariamente asombrosos.

Estudio piloto de la dieta Sirtfood

Cuanto más descubríamos acerca de los *Sirtfoods* más intrigados estábamos. Y enseguida empezamos a hacernos la siguiente pregunta: ¿qué

---

6. Malhotra, A.; Maruthappu, M. & Stephenson, T., «Healthy eating: an NHS priority A sure way to improve health outcomes for NHS staff and the public», *Postgrad Med J.*, 90, 671-2 (2014).

sucedería si reuniéramos todos esos alimentos extraordinarios y creáramos una dieta especial? En teoría, creímos que tendría un profundo efecto en la pérdida de peso y en la salud, pero sabíamos que se trataba de una mera especulación: teníamos que probar nuestras ideas en el mundo real y realizar diversas pruebas.

La oportunidad de crear y probar la dieta Sirtfood acaeció en un lugar inverosímil. En el corazón de Chelsea, en Reino Unido, se halla el KX, uno de los gimnasios y centros de salud más solicitados y exclusivos de Europa. Lo que hace del centro KX el lugar perfecto para probar los efectos de la dieta Sirtfood es que cuenta con un restaurante propio, lo cual nos proporcionó la oportunidad no sólo de diseñar la dieta, sino también de darle vida y probarla con los miembros del centro, ayudados y respaldados por Alessandro Verdenelli, el prestigioso chef del KX.

Nuestro cometido estaba claro: durante siete días algunos miembros del KX seguirían por completo la dieta Sirtfood y nosotros observaríamos con meticulosidad su progreso, de principio a fin, no sólo comprobando sus pesos, sino también los cambios en las composiciones de sus organismos, lo cual significa básicamente revisar cómo afecta la dieta en la grasa y en la musculatura de cada organismo. Más tarde, añadimos, además, mediciones metabólicas para comprobar los efectos de la dieta en los niveles de azúcar y grasa (triglicéridos y colesterol) en sangre.

Los tres primeros días son los más intensos, ya que en ellos se restringe la ingesta de calorías a 1.000 diarias. Se trata de un ayuno suave, algo ciertamente importante, pues una ingesta menor de energía reduce las señales de crecimiento en el organismo. En vez de ello, lo estimula a que elimine los desechos de las células (un proceso denominado autofagia) y se inicia el proceso de quema de grasas. Pero a diferencia de las más populares dietas de ayuno, ésta es ligera, suave y mucho más sostenible, como quedó reflejado en el índice observado en el conjunto del estudio, un 97,5 % más alto.

Nuestro objetivo real era establecer una gran diferencia en los efectos quemagrasas de esta suave restricción calórica añadiendo a la dieta muchos *Sirtfoods*. Lo conseguimos basando la dieta diaria en tres zumos vegetales ricos en *Sirtfoods* y en una comida en la que también abundaran. Hicimos hincapié en los zumos vegetales porque nos permitían incrementar el nivel terapéutico de los *Sirtfoods* a la vez que seguíamos manteniendo el límite de 1.000 calorías diarias. Los zumos se consumían a primera hora de la mañana, al mediodía y por la tarde, mientras que la comida podía tomarse a cualquier hora, siempre que fuera antes de las 19:00 horas.

En los cuatro últimos días de nuestro plan dietético en el KX, aumentamos las calorías a 1.500 diarias. Se trataba, efectivamente, de un déficit calórico muy suave, pero que nos permitía seguir disminuyendo las señales de crecimiento del organismo y aumentando la quema de grasas. Y lo más importante es que la dieta de 1.500 calorías estaba repleta de *Sirtfoods*, con dos zumos y dos comidas al día, también ricos en estos elementos.

Los extraordinarios resultados

La dieta Sirtfood fue seguida por 40 miembros del KX y completada por 39 de ellos. De esos 39, dos eran obesos; 15 tenían sobrepeso, y 22 tenían un IMC normal. El estudio estaba bastante equilibrado en cuanto al género de sus participantes: 21 mujeres y 18 hombres. Como miembros de un gimnasio, eran ya aficionados a hacer ejercicio físico antes de empezar la dieta y estaban más concienciados con la idea de comer sano que el resto de la población.

Un truco usado en muchas dietas es exhibir un grupo de personas con poca salud y sobrepeso para mostrar los resultados conseguidos, pues al principio pierden peso de una manera más rápida y de forma más acusada, con lo cual los resultados están inflados, manipulados. Nuestra lógica fue por completo opuesta: si obteníamos buenos resultados con este grupo más o menos sano estableceríamos unos parámetros mínimos y reales de lo que podía conseguirse.

Los resultados superaron en gran medida nuestras ya grandes expectativas, pues fueron contundentes e increíbles: una pérdida de peso de 3,2 kilos en siete días, contando el aumento de masa muscular. Ningún participante dejó de mejorar en la composición de su organismo. Todo ello se consiguió sin una restricción calórica estricta ni un régimen de ejercicios extenuante.

Y esto fue lo que descubrimos:

- Los participantes consiguieron rápidos resultados, perdiendo un promedio de 3,2 kilos en siete días.
- En vez de perder masa muscular, la mantuvieron o bien la aumentaron.
- Rara vez pasaron hambre.
- Experimentaron una mayor vitalidad y bienestar.
- Todos manifestaron que se veían con mejor aspecto y que se sentían más saludables.

CASO DE ESTUDIO

Jadis, una ejecutiva londinense de 32 años, estaba preocupada por su línea y deseaba tener una buena silueta de cara a su inminente boda. «En mi familia hay antecedentes de diabetes, de modo que siempre he sido consciente de la necesidad de no engordar, pero pensaba que comiendo bien y haciendo ejercicio de manera regular podría librarme de esos kilos de más que afeaban mi figura, precisamente allí donde mi vestido de novia tenía que lucir más».

Tras seguir durante siete días el método Sirtfoods, Jadis manifestó que los resultados eran «asombrosos»: había perdido unos 2,7 kilos, en los que se incluía un aumento de masa muscular de 900 gramos, a pesar de no haber realizado prácticamente ningún ejercicio físico durante esos días. Nos dijo que nunca llegó a sentirse hambrienta, que tenía más energía y

que habían mejorado los niveles de riesgo de diabetes, azúcar y colesterol. Un chequeo una semana después, justo antes de su boda, mostró que
los resultados conseguidos por Jadis seguían mejorando, ya que había
perdido 1,1 kilos más.

¿Por qué es tan bueno ajustar pérdida de peso y aumento de masa muscular?

Perder 3,2 kilos en siete días es bueno, en general, para cualquiera, pero lo que diferenciaba nuestro estudio de la dieta Sirtfood era el tipo de pérdida de peso y los cambios en la composición corporal que estábamos viendo.

Por lo general, cuando la gente pierde peso, también pierde un poco de grasa y, asimismo, masa muscular. Eso es algo que sucede prácticamente en todas las dietas. De modo que si alguien pierde en una semana 3,2 kilos haciendo una «dieta normal», puede estar bien seguro de que al menos unos 900 gramos de esa cantidad es masa muscular. Y eso era justo lo que nosotros esperábamos que ocurriera también al medir la composición corporal de los participantes. Pero para nuestra sorpresa, a medida que nos empezaron a llegar los resultados de la composición corporal, empezamos a comprobar algo sorprendente: si bien era común ver en las básculas pérdidas de peso de 3,2 kilos, empezamos a ver con mucha mayor frecuencia otras cifras sorprendentes. Un 64 % de los participantes de nuestro estudio mostraba al principio una pérdida de peso algo más decepcionante, aunque seguía siendo muy impresionante: más de 2,3 kilos. Pero cuando nos llegaron los resultados de las pruebas de composición corporal, nos quedamos atónitos. La masa muscular no seguía siendo la misma en esos participantes, sino que había aumentado. El promedio de aumento muscular en ese grupo era de cerca de 900 gramos, lo que se denomina «un aumento muscular ajustado a la pérdida de peso» de 3,2 kilos. Lo que estábamos a punto de descubrir era una pérdida de peso infinitamente mejor que el hecho de perder grasa y músculo a la vez.

Se trataba de un descubrimiento extraordinario, sobre todo porque la combinación de una restricción suave de calorías sin incrementar el ejercicio físico, en condiciones normales, sería desastrosa de cara a mantener la musculatura. Tenía que haber otra explicación para ese asombroso resultado: los potentísimos efectos metabólicos de los *Sirtfoods*. Este tipo de alimentos no sólo son capaces de activar la quema de grasas, sino que además potencian el crecimiento de la masa muscular, su mantenimiento y su reparación. En efecto, nuestra dieta rica en *Sirtfoods* permitió que los participantes perdieran grasa sin los daños colaterales de la pérdida de masa muscular.

Quizás te preguntes: ¿por qué es eso tan importante? En primer lugar, porque así uno se siente mucho mejor. Deshacerse de la grasa, pero conservar masa muscular significa conseguir un cuerpo más atlético y tonificado, y, lo que es más importante aún, seguir teniendo buen aspecto. La musculatura esquelética es el factor principal del gasto de energía corporal diaria. Esto significa que cuanto más musculatura tenemos, más energía quemamos, aun estando en reposo. Con una dieta típica, la pérdida de peso es la suma de la pérdida de grasa y de musculatura, y con ello se produce una marcada disminución del índice metabólico corporal. Esto hace que el organismo, una vez vuelve a sus hábitos alimenticios normales, recupere peso. Pero si conservas la masa muscular mediante los *Sirtfoods,* quemas más grasa con un mínimo descenso del índice metabólico. Esto da pie a crear una buena base para poder mantener a largo plazo los kilos perdidos.

Por otra parte, la masa muscular y su función es un indicador de bienestar, y mantenerla impide el desarrollo de ciertas enfermedades crónicas, como la diabetes y la osteoporosis, a la vez que permite tener un buen grado de movilidad a una edad avanzada. Y lo más importante es que, según parece, nos mantiene más felices, pues los científicos sugieren que el modo en que las sirtuinas conservan la musculatura beneficia también a los trastornos relacionados con el estrés, incluida también una reducción de la depresión.

Con las dietas anteriores acaece el controvertido axioma de no poder estar delgado y ser longevo sin perder masa muscular. Para nosotros eso no tiene sentido alguno. La masa muscular y su buen funcionamiento son la clave de la salud y el bienestar, y deben coexistir con tener buen aspecto y sentirse sano. La dieta Sirtfood se basa firmemente en esa afirmación.

Los artistas británicos y las estrellas del mundo del deporte siguen esta dieta

Cualquier dieta que proporcione de una manera tan rápida la pérdida de grasa y mejore la composición corporal tiene muchas aplicaciones útiles. Cuando la dieta era aún un secreto muy bien guardado, confinado en uno de los centros más exclusivos de Londres, nuestro trabajo se fue difundiendo, y celebridades inglesas y atletas muy conocidos desearon reunirse con nosotros. Empezamos aplicando los principios de la dieta Sirtfood a las estrellas del deporte: boxeadores, jugadores de rugby y navegantes, todos ellos representantes británicos del más alto nivel, desde héroes olímpicos a personajes que habían recibido el título de sir en reconocimiento a sus éxitos deportivos. Esos atletas no sólo vieron unos resultados en su composición corporal que nunca antes habían visto, sino que además mejoraron de tal manera en su actividad física que se les abrieron nuestras puertas en sus carreras deportivas.

David Haye, icono del deporte inglés, campeón de boxeo de peso pesado, es buena prueba de ello. Una serie de lesiones había llevado a Haye a un bache deportivo, y muchos se preguntaban si volvería alguna vez al ring. La primera vez que lo vi tenía un exceso de grasa corporal de 10 kilos. Que David volviera a ponerse en forma y también al ring

20

parecía una hazaña imposible, pero lo consiguió, y ahora está preparándose para obtener otro título mundial, con una composición corporal y una funcionalidad que nunca antes había conseguido. Según sus propias palabras: «Los *Sirtfoods* han sido una revelación para mí. Introducirlos en mi dieta me ha permitido conseguir un IMC y un bienestar antes inimaginable, y ha pavimentado el camino de mi retorno al ring y a reconquistar mi título de campeón del mundo de peso pesado».

Cómo funcionará en tu persona la dieta Sirtfood

La buena noticia es que para obtener los beneficios de esta dieta no necesitas ser un deportista de élite, ni siquiera aficionado a los deportes. Hemos recopilado todo lo que hemos aprendido sobre los *Sirtfoods*, tanto a través del estudio llevado a cabo en el centro KX como en el trabajo realizado con deportistas de élite, y lo hemos adaptado para crear la dieta Sirtfood, una dieta que funciona en todo aquel que desee perder peso y estar más saludable.

La dieta no requiere seguir una rigurosa restricción calórica, ni demanda realizar un ejercicio físico extenuante (si bien, claro está, permanecer activo es muy aconsejable). Tampoco es cara ni exige invertir tiempo, y los alimentos que se recomiendan son totalmente asequibles. Lo único que necesitarás es un buen exprimidor eléctrico. Por otra parte, al contrario que otras dietas que se basan en aquello de lo que debes prescindir por completo, la dieta Sirtfood se centra en lo que debes incluir en tu vida diaria.

RESUMEN DE LA ETAPA 1

La etapa 1 de la dieta Sirtfood es muy exitosa. Durante siete días, vas a seguir un método clínicamente probado para poder perder 3,2 kilos. Te proporcionaremos una guía para seguir la etapa paso a paso junto a un plan de menús y recetas.

Del día cuarto al séptimo, la ingesta calórica aumentará hasta un máximo de 1.500 calorías. Cada día consta de dos zumos vegetales ricos en *Sirtfoods* y dos comidas ricas en ellos. Al finalizar los siete días, la expectativa es haber perdido un promedio de 3,2 kilos.

A pesar de la reducción de calorías, los seguidores de la dieta no se sienten especialmente hambrientos; el límite calórico representa más una pauta que un objetivo. Incluso la etapa más intensa de restricción calórica no es rigurosa en comparación con la mayoría de las recomendaciones de ayuno que se suelen proporcionar. Los *Sirtfoods* tienen un efecto natural saciante, por ello la mayoría de la gente que los toma suele encontrarse llena y satisfecha de una manera grata.

CASO DE ESTUDIO

Una defensora y seguidora de la dieta Sirtfood es Lorraine Pascale, antigua *top model* y ahora famosa chef de la televisión y escritora. Como ella explica, el atractivo de los *Sirtfoods* radica en su sencillez y en su comodidad. «Es un plan fácil de seguir. Todos sabemos que comer de manera saludable puede resultar caro, de modo que eso es algo que no todo el mundo puede permitirse. Creo que se trata de intentar comer más cosas buenas y dejar de lado las no tan buenas. Lo magnífico de los *Sirtfoods* es que muchos son alimentos que ya comemos a diario, y la mayoría están fácilmente al alcance de la mano y pueden añadirse sin problemas a las comidas familiares para que todo el mundo disfrute de ellos».

RESUMEN DE LA ETAPA 2

La etapa 2 pertenece a un período de mantenimiento de 14 días, en el que a pesar de no centrarnos en recortar calorías, consolidamos los resultados del peso perdido y seguimos perdiéndolo de manera constante. La clave del éxito de esta etapa consiste en seguir tomando muchos *Sirtfoods*, algo fácil de llevar a cabo siguiendo el plan de dieta de los 14 días y las recetas que lo acompañan.

Esta etapa comprende tres comidas diarias ricas en *Sirtfoods* y un zumo vegetal *Sirtfood* de «mantenimiento».

Un plan de por vida

Lo bueno de la dieta Sirtfood es que no tienes que estar constantemente a dieta. De ser necesario, pueden repetirse periódicamente la etapa 1 y la etapa 2 para estimular una pérdida de grasa; para unos, eso puede ser cada tres meses y para otros una vez al año. Eso te permite seguir con el resto de tu vida, más esbelto y más saludable que antes, mientras sigues disfrutando de los beneficios para la salud que comporta una dieta rica en *Sirtfoods*. Se trata en realidad de una aplicación universal de los *Sirtfoods*, que pueden incorporarse cómodamente a cualquier otro tipo de dieta que sigas, ya sea vegana, sin gluten, baja en hidratos de carbono, paleodieta, y demás. La incorporación de cantidades significativas de *Sirtfoods* mejorará la pérdida de peso y los beneficios de la salud de todos esos otros planes de alimentación.

A nuestro parecer, la clave del éxito reside en conseguir unos resultados que duren de por vida, y ahí es donde la dieta Sirtfoods destaca de manera extraordinaria.

En esto te beneficiará la dieta Sirtfood:

- Perderás kilos de grasa, no de masa muscular.
- Prepararás tu organismo para que la pérdida de peso sea un éxito duradero.
- Te garantizará que te veas y te sientas mejor y tengas más energía.
- Evitará que tengas un ayuno severo o que pases hambre.
- Te liberará de tener que hacer un ejercicio físico extenuante.
- Será el trampolín hacia una vida más longeva, más sana y libre de enfermedades.

RESUMEN

Los *Sirtfoods* contienen un grupo de nutrientes, recientemente descubiertos, que se encuentran sobre todo en los vegetales, y que aportan los beneficios del ayuno sin sus defectos. Como ejemplos de *Sirtfoods* tenemos el aceite de oliva virgen extra, las alcaparras, las cebollas rojas, el perejil, la col rizada (kale), las fresas, el chile, la soja y sus derivados, el caco, el té verde y el café.

Los *Sirtfoods* van más allá de los efectos del ayuno, actúan como reguladores principales del metabolismo, no sólo estimulando la quema de grasas, sino también ayudando a ganar masa muscular e incrementando la salud celular.

Se ha descubierto que los *Sirtfoods* son los ingredientes clave de dietas tradicionales famosas por contar con personas poco obesas, que enferman poco y son más longevas, como es el caso de la dieta mediterránea y la japonesa.

Está clínicamente demostrado que la combinación de una dieta muy rica en *Sirtfoods* y una moderada restricción calórica produce una pérdida de peso de 3,2 kilos en siete días. Además, mantiene o incrementa la masa muscular y prepara al organismo para que mantenga a largo plazo la pérdida de peso.

Los participantes en la dieta Sirtfood han declarado que se sentían mejor y que tenían más energía.

Los *Sirtfoods* han llegado a ser una dieta estratégica de éxito para algunos deportistas de élite, que les permite conseguir una óptima composición corporal y alcanzar sus objetivos profesionales.

La dieta Sirtfood es una dieta inclusiva que muestra lo extraordinariamente poderosa que puede ser una correcta nutrición. A lo largo de los siguientes capítulos, expondremos con exactitud cómo también tú puedes cosechar los sorprendentes beneficios de tomar *Sirtfoods*.

1

La ciencia de las sirtuinas

Lo que hace tan eficaz a la dieta Sirtfood es su capacidad de poner en marcha una vieja familia de genes que existe en cada uno de nosotros. Esa familia de genes se llama sirtuina. Las sirtuinas son especiales porque organizan unos procesos muy profundos en el interior de nuestras células que influyen en cosas tan importantes como la capacidad de nuestro organismo de quemar grasas, nuestra susceptibilidad, o no, frente a las enfermedades, y, por último, nuestra esperanza de vida. El efecto de las sirtuinas es tan profundo que en la actualidad se denominan «reguladores clave del metabolismo»,[1] algo que, esencialmente, cualquier persona deseosa de deshacerse de algunos kilos y de vivir una vida larga y saludable desearía controlar.

De hombres y ratones

Es evidente que en los últimos años las sirtuinas se han convertido en objeto de intensas investigaciones científicas. La primera sirtuina se descubrió en la levadura, en 1984, y el interés por ellas aumentó mu-

---

1. Li, X., «SIRT1 and energy metabolism», *Acta Biochim Biopbys Sin* (Shanghai), 45, 51-60 (2013).

chísimo durante las tres décadas siguientes al revelarse que la activación de la sirtuina aumenta la esperanza de vida. Primero se vio en la levadura, y después en los monos.[2]

¿Por qué todo ese entusiasmo? Pues porque desde la levadura a los humanos, y todo lo que hay en medio, los principios fundamentales del metabolismo celular son casi idénticos. Si se puede manipular algo tan diminuto como una levadura y ver un beneficio, repitiendo la acción en organismos mayores, como los de los ratones, en principio pueden darse esos mismos beneficios en los seres humanos.

¿Ganas de ayunar?

Eso nos conduce en buena medida al ayuno, a la restricción de los alimentos, lo cual se ha demostrado de manera fehaciente que aumenta la esperanza de vida de los organismos inferiores y de los mamíferos.[3] Un extraordinario descubrimiento que es la base de la práctica de la restricción calórica en algunas personas en las que la ingesta calórica diaria se reduce de un 20 a un 30 %, además del popular ayuno intermitente, el cual se ha convertido en una exitosa dieta para perder peso. Es el caso de la famosa dieta 5:2. Si bien aún esperamos pruebas de que estas prácticas supongan un incremento en la esperanza de vida de los humanos, sí tenemos pruebas de un aumento de lo que podríamos denominar «esperanza de salud» en cuanto a enfermedades crónicas y a la quema de grasas.[4]

Pero seamos sinceros. Con independencia de los estupendos beneficios que conlleva, ayunar una semana sí y otra no es una práctica

2. Morris, B. J. «Seven sirtuins for seven deadly diseases of' aging», *Free Radio Biol Med.,* 56, 133-71 (2013).
3. Fontana, L.; Partridge, L; Longo, V. D., «Extending healthy life span-from yeast to humans», *Science,* 328, 321-6 (2010).
4. *Ibid.*

extenuante que la mayoría de nosotros no llevaríamos a cabo, y de hacerlo, muchos no perseveraríamos en ello. Y por encima de todo están los inconvenientes del ayuno, sobre todo si se sigue durante mucho tiempo. En la introducción de este libro hemos hablado de efectos secundarios como hambre, irritabilidad, cansancio y pérdida de masa muscular. Pero, además, las dietas de ayuno continuo pueden conducir a la malnutrición y afectar a nuestro bienestar debido a la falta de nutrientes esenciales. Los planes de ayuno son, además, del todo inadecuados para grandes sectores de la población, como niños, embarazadas y tal vez personas mayores. Y si bien el ayuno conlleva unos beneficios claramente demostrados, no se trata de la varita mágica que todos desearíamos poseer. Nos tendríamos que preguntar si ésa es la manera que la naturaleza ha ideado para que estemos esbeltos y sanos. Quizá haya una vía mejor…

El gran paso lo dimos al descubrir que los grandes beneficios de la restricción calórica y del ayuno se debían a nuestros viejos genes llamados sirtuinas.[5] Para entender esto mejor, es de gran ayuda pensar en las sirtuinas como en unos guardianes colocados frente a la encrucijada de la energía y la longevidad. Lo que hacen es responder al estrés.

Cuando la provisión de energía es baja, como ocurre en el caso de la restricción calórica, nuestras células sufren un mayor estrés. Éste es captado por las sirtuinas, las cuales ponen en marcha y emiten después una serie de potentes señales que alteran de manera radical el comportamiento de las células. Las sirtuinas activan el metabolismo, incrementan la eficacia de los músculos, ponen en marcha la quema de grasas, reducen la inflamación y reparan las células deterioradas. Así que, efectivamente, las sirtuinas nos hacen estar mejor, más esbeltos y más sanos.

---

5. Haigis, M. C.; Guarente, L. P., «Mammalian sirtuins-emerging roles in physiology, aging, and calorie restriction», *Genes Dev,* 20, 2913-21 (2006).

Nosotros tenemos siete sirtuinas diferentes (de la Sirt-1 a la Sirt-7). De ellas, la Sirt-1 y la Sirt-3 son las que destacan en cuanto al equilibro energético. Mientras la Sirt-1 se encuentra en todo el organismo, la Sirt-3 se halla sobre todo en las mitocondrias, las centrales energéticas de nuestras células; su activación conjunta nos aporta los beneficios que esperamos conseguir.

¿Afán por hacer ejercicio?

No sólo la restricción calórica y el ayuno son los factores que activan las sirtuinas; también el ejercicio físico lo hace.[6] Pero que animemos a practicar un tipo de ejercicio regular y moderado por los numerosos beneficios que reporta no significa que ése sea el medio en el que centraremos nuestros esfuerzos para perder peso. Las investigaciones realizadas demuestran que nuestro organismo ha desarrollado maneras naturales de ajustar y reducir la cantidad de energía que gastamos cuando hacemos ejercicio físico,[7] lo que significa que para que sea efectivo, a la hora de perder peso necesitamos bastante tiempo y un esfuerzo ímprobo. Que un tipo de ejercicio duro y extenuante sea la manera natural de mantener un peso saludable es todavía más dudoso a la luz de los estudios que indican que demasiado ejercicio físico es dañino: debilita nuestro sistema inmunitario y daña el corazón.[8-9]

6. RadaK, Z. et al., «Redox-regulating sirtuins in aging, caloric restriction, and exercise», Free Radio Biol Med, 58,87-97 (2013).
7. Selinger, J. C.; O'Connor, S. M.; Wong, J. D. & Donelan, J. M. «Humans Can Continuously Optimize Energetic Cost during Walking)», CurrBiol. 25, 2452-6 (2015).
8. Schnohr, P.; O'Keefe, J. H.; Marott, J. L.; Lange, P & Jensen, G. B., «Dose of jogging and long-term mortality: the Copenhagen City Heart Study», J Am Coll Cardiol, 65, 411-9 (2015).
9. Mons, U.; Hahmann, H.; Brenner, H., «A reverse J-shaped association of leisure time physical activity with prognosis in patients with stable coronary heart disease: evidence from a large cohort with repeated measurements», Heart, 100, 1043-9 (2014).

INTRODUCCIÓN DE LOS *SIRTFOODS* EN LA DIETA

Hasta el momento, hemos descubierto que si queremos perder peso y estar sanos, la clave está en activar nuestras sirtuinas. Hasta ahora, las dos maneras de conseguirlo era practicando el ayuno y el ejercicio físico, pero el conjunto necesario para perder peso con éxito tiene sus desventajas, y para la mayoría de nosotros es algo sencillamente incompatible con el modo en que vivimos en el siglo XXI. Por suerte, existe una manera innovadora, que se ha descubierto hace poco, de activar nuestras sirtuinas de la mejor manera posible: los *Sirtfoods*. Aprenderemos mucho acerca de ellos, pero cabe decir que estos maravillosos alimentos ricos en unas sustancias químicas naturales tienen el poder de comunicarse con nuestras sirtuinas y activarlas. Esencialmente, mimetizan los efectos del ayuno y del ejercicio y, al hacerlo, aportan unos extraordinarios beneficios respecto a la quema de grasas, la formación de masa muscular y la potenciación de la salud, que antes eran inalcanzables.

RESUMEN

- Todos nosotros contamos con una antigua familia de genes, las llamadas sirtuinas.
- Las sirtuinas son maestros reguladores del metabolismo, controlan nuestra capacidad de quemar grasas y permanecer sanos.
- Las sirtuinas actúan como sensores de energía en el interior de nuestras células y se activan cuando se detecta escasez de energía en el organismo.
- Tanto el ayuno como el ejercicio físico estimulan nuestras sirtuinas. Pero es difícil mantener esas dos actividades, que, por otra parte, llegan a ser inconvenientes.
- Existe un modo innovador de activar nuestras sirtuinas: los *Sirtfoods*.
- Siguiendo una dieta rica en *Sirtfoods* puedes mimetizar los efectos del ayuno y del ejercicio físico y conseguir el cuerpo que deseas.

2

Combatir la grasa

Uno de los sorprendentes descubrimientos de nuestro estudio piloto de la dieta Sirtfood no fue tan sólo la cantidad de peso que los participantes perdieron (de por sí ya impresionante), sino el tipo de pérdida de peso, algo que realmente nos entusiasmó. Lo que en realidad llamó nuestra atención fue el hecho de que había muchas personas que perdían peso sin perder musculatura. De hecho, no era infrecuente ver que había quien ganaba masa muscular. Eso nos llevó a una conclusión clara: la grasa se deshacía.

Por lo general, conseguir una pérdida de peso significativa requiere un sacrificio considerable, bien sea disminuyendo en gran medida la ingesta de calorías, bien realizando un ejercicio físico extraordinario, o ambas cosas. Pero por el contrario, nuestros participantes mantenían o reducían su programa habitual de ejercicios y ni siquiera comentaban que se sintieran especialmente hambrientos. De hecho, a algunos les costaba incluso acabarse todos los alimentos que les proporcionaban.

¿Cómo es posible? Sólo comprendiendo lo que les sucede a nuestras células grasas cuando aumenta la actividad de las sirtuinas podemos empezar a asimilar estos sorprendentes descubrimientos.

Los genes del adelgazamiento

Los ratones manipulados genéticamente para tener niveles altos de Sirt-1, el gen de la sirtuina que dirige la pérdida de grasa, son más delgados y tienen una actividad metabólica,[1] mientras que los ratones con carencia de la Sirt-1 tienen una actividad metabólica deficiente.[2] Cuando observamos a seres humanos, vemos que los niveles de Sirt-1 son mucho más bajos en la grasa corporal de las personas obesas que en la de las que tienen un peso saludable.[3-4] Por el contrario, las personas con mayor actividad del gen Sirt-1 son más delgadas y menos proclives a ganar peso.[5]

Si reúnes toda esta información, empezarás a entender lo importantes que son las sirtuinas a la hora de determinar si permaneces delgado o grueso, y por qué incrementando la actividad de las sirtuinas podemos conseguir esos sorprendentes resultados. Ello se debe a que gracias a las sirtuinas obtenemos, a diversos niveles, los genes que controlan el incremento de peso.

Para comprender mejor todo esto necesitamos ahondar un poco más en lo que sucede en el interior de nuestras células que causa el aumento de peso.

1. Bordone, L. *et al.,* «SIRT1 transgenic mice show phenotypes resembling calorie restriction», *Aging Cell,* 6, 759-67 (2007).
2. Chalkiadaki, A. & Guarente, L., «High-fat diet triggers inflammation-induced cleavage of SIRT1 in adipose tissue to promote metabolic dysfunction», *Cell Metab* 16, 180-8 (2012).
3. Costa Cdos, S. *et al.,* «SIRT1 transcription is decreased in visceral adipose tissue of morbidly obese patients with severe hepatic steatosis», *Obes Surg,* 20, 633-9 (2010).
4. Pedersen, S. B., Olholm, J.; Paulsen, S. K.; Bennetzen, M. F. & Richelsen, B. «Low SIRT1 expression, which is upregulated by fasting, in human adipose tissue from obese women», *Int J Obes* (Lond) 32, 1250-5 (2008).
5. Zillikens, M. C. *et al.,* «SIRT1 genetic variation is related to BMI and risk of obesity», *Diabetes,* 58, 2828-34 (2009).

CASO DE ESTUDIO

Kate es un ama de casa de unos treinta años y madre de dos hijos pequeños. Con un índice de grasa corporal del 25%, su silueta se consideraba «aceptable», pero ella no estaba satisfecha, pues todavía acarreaba unos kilos extra en la cintura a causa de los embarazos. A pesar de ser una persona bastante activa, ir al gimnasio cuando podía y estar constantemente pendiente de cuidar a dos niños llenos de energía, su peso no variaba. Prudente con las dietas, siempre había intentado comer de manera sana, y si acaso comía demasiado poco y no en demasía, no siendo infrecuente que se saltara alguna de las comidas para poder atender a sus hijos.

La dieta Sirtfood, por su facilidad y conveniencia, era perfecta para que Kate la probara. Lo hizo y consiguió unos resultados fabulosos. Al final de la primera semana, Kate perdió 3 kilos y ganó 450 gramos de masa muscular. Ahora su grasa corporal era de un 22%, lo que la situaba en el nivel «óptimo» que ella tanto deseaba.

Reducir la grasa

Vamos a explicarlo como si se tratara de una película de una red de narcotraficantes. El tráfico de drogas en las calles es como el flujo de la grasa en nuestro organismo. Los camellos apostados en las esquinas equivalen a las reacciones de nuestro cuerpo, que exhibe ganancia de peso. Pero en realidad se trata tan sólo de matones de poca monta, ya que detrás de ellos está el verdadero villano que dirige toda la operación, cada uno de los pasos que dan los camellos. En nuestra película el villano se llama PPAR-γ (receptor del Peroxisoma-proliferador-activador gamma), el cual organiza el proceso de ganar grasa alterando los genes necesarios para iniciar a sintetizar y almacenar la grasa.[6] A fin de detener la proliferación de grasa hay que cortar el suministro. Una vez detenido el PPAR-γ, se detiene con eficacia gran el aumento de grasa.

Incorpora a tu vida nuestra heroína, la Sirt-1, la cual aumenta para acabar con el villano. Una vez que el villano está encerrado con llave, no hay quien tire de las riendas y la organización a cargo del aumento de grasa se desmorona. Detenida la actividad del PPAR-γ, la Sirt-1 se activa para «limpiar las calles», y eso lo hace no sólo desactivando la producción y almacenamiento de grasas, como hemos visto, sino cambiando nuestro metabolismo de modo que podamos empezar a limpiar el organismo del exceso de grasa.[7] Al igual que cualquier buen héroe en lucha contra el crimen organizado, la Sirt-1 tiene un compinche, un regulador clave de nuestras células llamado PGC-1α, un regulador del metabolismo que estimula con fuerza la creación de lo que conocemos como mitocondrias, que son pequeñas centrales de energía que están presentes en cada una de nuestras células y que proporcionan energía al organismo. Cuanto más mitocondrias tenemos, más energía podemos producir. Así pues, por un lado, se bloquea el almacenamiento de grasa y, por otro, se incrementa su quema.

CASO DE ESTUDIO

Kathleen Baird-Murray es una columnista del *Financial Times* experta en belleza que también escribe para las revistas *Vogue* y *Porter*, y que está al día en las dietas de moda. Con la proximidad de las vacaciones, siguió e

6. Tontonoz, P. & Spiegelman, B. M., «Fat and beyond: the diverse biology of PPARgamma», *Annu Rev. Biochem*, 77, 289-312 (2008).
7. Picard, F. *et al.*, «SIRT1 promotes fat mobilization in white adipocytes by repressing PPAR-gamma», *Nature*, 429, 771-6 (2004).

informó de las últimas tendencias en dietas, entre ellas la dieta Sirtfood. Apremiada por el tiempo, la siguió durante seis días, y no siete, y aun así consiguió perder 3,9 kilos, lo que la llevó de tener «sobrepeso» a tener un «peso normal». Se quedó «impresionadísima» con la dieta, y afirmó que había disfrutado de una comida sana, que era saciante y a la vez deliciosa, y que había sentido una energía renovadora.

¿WAT o BAT?

Buscamos los efectos de la Sirt-1 sobre la pérdida de grasa en un tipo de grasa muy conocida llamada WAT (tejido adiposo blanco). Este tipo de grasa está asociado al aumento de peso, está especializado en almacenar y extender la grasa, es muy pertinaz y secreta muchísimas sustancias químicas inflamatorias que se resisten a la quema de grasas; además, estimula la acumulación de grasa, lo que lleva al sobrepeso y la obesidad. Es por ello que con frecuencia el aumento de peso es lento, pero acaba agravándose con rapidez.

Sin embargo, en la historia de la sirtuina hay otra perspectiva en relación a otro tipo de grasa menos conocido, el llamado BAT (tejido adiposo oscuro), que se comporta de un modo diferente. Al contrario que el tejido adiposo blanco, el BAT es beneficioso y desea ser agotado. Este tipo de tejido contribuye a expandir la energía y ha evolucionado en los mamíferos para ayudarlos a deshacerse de gran cantidad de energía en forma de calor. Se conoce como efecto termogénico, y es esencial en los mamíferos pequeños para ayudarles a sobrevivir en bajas temperaturas. En los seres humanos, los bebés también poseen cantidades significativas de tejido adiposo marrón, aunque se reduce poco después del nacimiento, y en los adultos quedan pequeñas cantidades.

Aquí es cuando la activación de la Sirt-1 produce un efecto sorprendente: altera los genes de nuestro tejido adiposo blanco, de modo que éste muta y adopta las propiedades del tejido adiposo marrón, lo que se llama «efecto de oscurecimiento».[8] Eso significa que nuestra grasa almacenada empieza a comportarse de una manera diferente: en vez de almacenar energía, empieza a movilizarla para disponer de ella.

Así, la activación de las sirtuinas tiene una gran acción directa sobre las células grasas, animando a la grasa a deshacerse. Pero eso no acaba ahí. Las sirtuinas influyen, además, de manera positiva en las hormonas más relevantes asociadas al control de peso. La activación de la sirtuina mejora la actividad de la insulina.[9] Esto ayuda a reducir la resistencia de la insulina: la incapacidad de nuestras células a responder adecuadamente a la insulina, lo cual está muy relacionado con el aumento de peso. La Sirt-1 fomenta la liberación y la actividad de nuestras hormonas tiroideas,[10] las cuales comparten muchos roles sobrepuestos en la estimulación de nuestro metabolismo y, por último, el índice de la quema de grasas.

CASO DE ESTUDIO

James es un empresario muy ocupado que está muy cerca de los cuarenta años. Su frenética agenda le ha llevado a sentirse decaído y exhausto, y su peso corporal ha ido aumentando poco a poco, y ahora ya supera los 92 kilos, lo que hace que sea considerado una persona obesa. Con un historial familiar de diabetes, James quería hacer algo para asegurarse que ése no fuera su futuro, pero a pesar de intentar hacer tanto ejercicio como

8. Qiang, L. *et al.*, «Brown remodelling of white adipose tissue by SIRT1-dependent deacetylation of PPargamma», *Cell* 150, 620-32 (2012).

9. Li, X., «SIRT1 and energy metabolism», *Acta Biochim Biophys Sin* (Shanghai) 45, 51-60 (2013).

10. Akieda-Asai, S. *et al.*, «SERTI Regulates Thyroid-Stimulating Hormone Release by Enhancing PIP5K gamma Activity through Deacetylation of Specific Lysine Residues in Mammals», *PLoS One* 5, e11755 (2010).

podía siempre que se lo permitían sus muchos compromisos laborales, su peso seguía aumentando.

Después de seguir la dieta Sirtfood durante siete días, James perdió 3,3 kilos. Y aunque seguía estando obeso, eso fue el incentivo que James necesitaba para hacer más cambios a largo plazo. Hice que se percatara de que ganar peso no era algo inevitable y que podía hacer algo al respecto. Y las mejores noticias llegaron en forma de una sustancial reducción en su nivel de azúcar en sangre, que se aproximaba a una prediabetes.

Control del apetito

Había algo que no podíamos quitarnos de la cabeza con respecto a nuestro estudio piloto: a pesar de la significativa reducción de calorías, los participantes no estaban hambrientos; de hecho, algunos individuos no podían acabarse todos los alimentos que se les daba.

Una de las grandes ventajas de la dieta Sirtfood es que se pueden conseguir grandes beneficios sin necesidad de un ayuno largo y duradero. La primera semana de la dieta es la etapa del superéxito, en la que combinamos un ayuno moderado con la gran potencia de los *sirtfoods* para dar un doble revés a la grasa. Y al igual que sucede con todas las dietas de adelgazamiento, esperábamos que alguien nos dijera que había pasado hambre. ¡Pero no fue así!

Mientras avanzábamos en la investigación encontramos la respuesta. Al contrario de lo que sucede en otra parte del organismo, cuando ayunamos se reduce la actividad Sirt-1 en la zona del cerebro llamada hipotálamo.[11] El resultado es más apetito y una reducción de la energía que gastamos. Esto tiene sentido, y es algo que la mayoría de no-

---

11. Sasaki, T. *et al.*, «Induction of hypothalamic SIRT1 leads to cessation of feeding via agouti-related peptide», *Endocrinology*, 151, 2556-66 (2010).

sotros habrá experimentado. Tras un período de tiempo sin comer, el hambre ataca y el nivel de energía disminuye. Pero si se combina el ayuno con nuestra dieta activadora de las sirtuinas, se mantiene la actividad de las Sirt-1 en el hipotálamo, se anula el efecto negativo del ayuno y se prevén los ataques de hambre. Ello explicaría también por qué nuestros participantes, muchos de los cuales tienen trabajos intelectualmente exigentes y duros y un estilo de vida muy activo, no ven diezmada su energía. De hecho, muchos de ellos afirman que tienen más energía.

Lo interesante es que los científicos han demostrado que la reducción de la Sirt-1 en el hipotálamo sucede también en edad avanzada, y a partir del consumo de una dieta rica en grasas y azúcar.[12] Esto explica por qué encontramos más fácil ganar grasa y tener menos energía a una edad avanzada, y por qué a pesar de estar llenos de energía en forma de calorías comemos más, pero nos sentimos aletargados cuando consumimos alimentos ricos en grasas y azúcares.

Como veremos más adelante, los *Sirtfoods* también tienen potentes efectos en nuestros centros de sabor, lo que significa que obtenemos mucho más placer y satisfacción de los alimentos que tomamos y, por consiguiente, caemos en la trampa de comer en exceso para sentirnos satisfechos.

Incluso para los dietistas más entregados, es muy probable que las sirtuinas sean un concepto novedoso. Además, como reguladores clave de nuestro metabolismo, tomar como objetivo las sirtuinas es la piedra angular de cualquiera dieta para perder peso con éxito. Por desgracia, la verdadera naturaleza de nuestra sociedad moderna, con su exceso en la ingesta de alimentos y su estilo de vida sedentario, crea una tormenta perfecta, ya que desconecta la actividad de la sirtuina, y entonces, a nuestro alrededor, vemos los efectos secundarios de todo ello.

---

12. Sasaki, T. *et al.,* «Hypothalamic SIRT1 prevents age- associated weight gain by improving leptin sensitivity in mice». *Diabetologia,* 57, 819-31 (2014).

La buena noticia es que ahora ya sabemos qué son las sirtuinas, cómo controlan la acumulación de grasas y fomentan su quema, y, lo que es más importante, cómo activarlas.

CASO DE ESTUDIO

Anthony Ogogo es un boxeador profesional, un medallista de peso medio. Después de estar un año recuperándose de una intervención quirúrgica, deseaba volver al punto en el que se encontraba, y también a su alimentación habitual.

Anthony firma: «Cuando conocí a Aidan y a Glen, pesaba 82 kilos y necesitaba quedarme en 72,5, el peso límite fijado para un boxeador profesional de peso medio. En el pasado, eso siempre me había supuesto un problema. Muchos boxeadores usan medidas temporales para perder peso, pero no duran mucho y uno no se siente bien llevándolas a cabo. Yo no quería eso, yo deseaba una pérdida de peso definitiva, centrada en la grasa frente a la musculatura, y mantenerme ágil, fuerte y lleno de energía. Cuando introduje en mi dieta los *Sirtfoods,* empecé enseguida a perder peso y a sentirme en el ring mejor de lo que me había sentido nunca».

RESUMEN

- En la dieta Sirtfood, la grasa se diluye. Ello se debe a que las sirtuinas pueden determinar si debemos permanecer delgados o ganar grasa.
- La activación de la Sirt-1 inhibe el PPAR-γ, lo que bloquea la producción y la acumulación de grasas.
- La activación de la Sirt-1 estimula también el PGC-1α, lo cual produce más centrales de energía en nuestras células e incrementa la quema de grasas.

- La activación de la Sirt-1 consigue incluso que nuestras células grasas se especialicen en almacenar energía para comportarse de manera diferente y empezar a disponer de aquélla.
- En la dieta Sirtfood es poco probable sentirse hambriento, ya que ayuda a regular el apetito en el cerebro.

3

Másters de la musculatura

Uno de los descubrimientos de nuestra prueba piloto que llegó a intrigarnos fue el hecho de que no disminuyera la masa muscular de los participantes. De hecho, en realidad con frecuencia aumentaba. En el estudio, el aumento promedio de la masa muscular fue de unos 450 gramos, y muchos participantes llegaron a ganar 900 gramos. Eso fue algo totalmente inesperado. Lo habitual en cualquier dieta que limita el consumo de calorías es que uno pierda tanto músculo como grasa, lo cual no es sorprendente si tenemos en cuenta que de ese modo evitamos que las células de energía del organismo pasen de estar en «modo crecimiento» a «modo supervivencia», y usamos las proteínas de los músculos como combustible del organismo.

Las sirtuinas y la masa muscular

El organismo cuenta con una familia de genes que actúa como guardiana de nuestros músculos y detiene su desmoronamiento cuando estamos bajo una situación de estrés: las sirtuinas.[1] La Sirt-1 es un potente inhibidor de la destrucción de la masa muscular. Siempre que la

---

1. Sharpies, A. P. *et al.,* «Longevity and skeletal muscle mass: the role of IGF signalling, the sirtuins, dietary restriction and protein intake» *Aging Cell* 14, 511-23 (2015).

Sirt-1 esté activada, aunque estemos ayunando, se previene el deterioro muscular y seguimos quemando grasa como combustible.

Pero no acaban aquí los beneficios de las Sirt-1. Las sirtuinas en realidad trabajan para aumentar nuestra musculatura esquelética.[2-3-4] Para explicar el funcionamiento de este fenómeno es necesario que nos adentremos en el excitante mundo de las células madre. Nuestros músculos están formados por un tipo especial de células madre llamado células satélites, las cuales controlan su crecimiento y su regeneración. Las células satélites tan sólo están ahí, tranquilamente, pero se activan cuando el músculo se estresa o se daña. Ése es el motivo de que nuestros músculos aumenten con actividades físicas como el culturismo. La Sirt-1 es fundamental para activar las células satélites, y sin su actividad los músculos serían significativamente más pequeños y no podrían desarrollarse o regenerarse de una manera adecuada.[5] Sin embargo, al incrementar la actividad de la Sirt-1, aumentamos el número de células satélites que tenemos, lo cual fomenta el crecimiento muscular y su recuperación.

Los *Sirtfoods* frente al ayuno

Esto nos lleva a una gran cuestión: si la activación de las sirtuinas incrementa la masa muscular, ¿por qué perdemos musculatura cuando

2. Díaz-Ruiz, A., González-Freire, M., Ferrucci, L., Bernier, M. & de Cabo, R. «SIRT1 synchs satellite cell metabolism with stem cell fate». *Cell Stem Cell*, 16, 103-4 (2015).
3. Rathbone, C. R., Booth, F. W.; Lees, S. J. «SIRT1 increases skeletal muscle precursor cell proliferation», *Eur J Cell Biol* , 35-44 (2009).
4. Lee, D. & Goldberg, A. L. «SIRT1 protein, by blocking the activities of transcription factors FoxOl and FoxO3, inhibits muscle atrophy and promotes muscle growth», *J Biol Chem,* 288, 30515-26 (2013).
5. Ryall, J. G. *et al.,* «The NAD (+)-dependent SIRT1 deacetylase translates a metabolic switch into regulatory epigenetics in skeletal muscle stem cells»,*Cell Stem Cell*, 16,171-83 (2015).

hacemos dieta? Después de todo, el ayuno activa también nuestros genes de sirtuinas. Aquí es donde reside uno de los grandes inconvenientes de ayunar.

Sigue la explicación mientras ahondamos en cómo funciona todo esto. No todos los músculos esqueléticos se forman del mismo modo. Tenemos principalmente dos tipos de músculos: el tipo-1 y el tipo-2. El músculo tipo-1 se utiliza para las actividades de larga duración, mientras que el de tipo-2 se usa en actividades breves y más intensas. Y aquí es donde la cosa es un tanto intrigante: el ayuno *sólo* aumenta la actividad de la Sirt-1 en las fibras musculares de tipo-1, no en las de tipo-2.[6] De modo que la fibra muscular tipo-1 se mantiene, e incluso aumenta sensiblemente, cuando ayunamos.[7] Por desgracia, al contrario de lo que sucede en las fibras tipo-1 durante el ayuno, la Sirt-1 disminuye con rapidez en las fibras musculares tipo-2. Esto significa que la quema de grasas disminuye y la musculatura empieza a descomponerse para suministrar combustible.

Así pues, el ayuno es un arma de doble filo para la musculatura, pues las fibras de tipo-2 hacen su trabajo, ya que son ellas las que componen la mayor parte de nuestra musculatura. De manera que aunque aumente nuestra masa muscular de tipo-1 con el ayuno, seguiremos viendo una significativa pérdida de musculatura. Si pudiéramos detener su desmoronamiento, no sólo nos veríamos estéticamente mejor, sino que eso nos ayudaría a perder más grasa. El modo de hacerlo es combatiendo la reducción de Sirt-1 en la musculatura de tipo-2 que conlleva el ayuno.

En un estudio realizado con ratones, los investigadores del Harvard Medical School quisieron comprobar todo ello y mostraron que al estimular la actividad de la Sirt-1 en las fibras tipo-2 mediante el ayu-

6. Lee & Goldberg, «SIRT1 protein».
7. Sharples, «Longevity and skeletal muscle mass».

no, se apagaban las señales que llevaban al desmoronamiento muscular y no se producía pérdida de musculatura.[8]

Los científicos fueron un paso más allá: probaron los efectos de un incremento de la actividad Sirt-1 en la musculatura cuando los ratones eran alimentados, en vez de dejarlos en ayuno, y descubrieron que eso desencadenaba un crecimiento muscular muy rápido. En una semana, las fibras musculares con un mayor nivel de actividad de la Sirt-1 mostraron un sorprendente aumento del 20 % de peso.[9]

Si bien mucho más pequeños, esos descubrimientos son muy similares a los resultados conseguidos en el estudio de nuestra dieta Sirtfood. Al aumentar la actividad de la Sirt-1 con una dieta rica en *Sirtfoods*, la mayoría de los participantes no experimentó pérdida muscular, y en muchos de ellos, siguiendo tan sólo un ayuno moderado, la masa muscular aumentó.

CASO DE ESTUDIO

David Haye, conocido como *The Haymaker* (el campesino, un juego de palabras a partir de su apellido) es un excampeón de boxeo de peso pesado. Tras estar tres años apartado del ring y con su carrera amenazada por una lesión en el hombro, en la actualidad se prepara con éxito para su regreso a fin de revalidar su título de campeón del mundo.

David se ha ganado la reputación de ser uno de los mejores boxeadores del mundo, pero en la categoría de los pesos pesados con frecuencia se ha enfrentado a oponentes que tenían hasta 20 kilos más de masa muscular que él. El hecho de haber permanecido inactivo durante tanto tiempo a consecuencia de una lesión le ha supuesto contar con 10 kilos

---

8. Lee & Goldberg, «SIRT1 protein».
9. *Ibid.*

más de grasa corporal, un extra que un boxeador de su categoría no debería tener.

Lo más importante para él en su regreso al ring era aumentar la masa muscular y perder grasa. Seguidor de las dietas basadas en vegetales, adoptó sin reservas la dieta Sirtfood y los resultados no tardaron en aparecer.

Según el propio David: «Los *Sirtfoods* han sido toda una revelación en mi dieta. Su introducción me ha permitido conseguir una composición corporal y un bienestar inimaginable antes, de manera que han hecho posible mi retorno al ring y reconquistar mi título de campeón del mundo de peso pesado. Siempre he reconocido los beneficios de las plantas y las verduras, y el descubrimiento de los *Sirtfoods* muestra lo potentes que son y por qué deberíamos todos consumir más esos alimentos. Si alguien me pregunta cuál es mi principal consejo para mantenerse en la mejor forma posible mi respuesta será: empezar la dieta Sirtfood».

Mantener una musculatura joven

Y esto no se refiere tan sólo al tamaño de los músculos. Los efectos de la Sirt-1 en la musculatura abarca también su funcionamiento. A medida que los músculos envejecen, su capacidad de activar la Sirt-1 disminuye. Eso hace que sean menos receptivos a los beneficios de los ejercicios físicos y más propensos a deteriorarse a causa de los radicales libres y la inflamación, lo cual deriva en lo que se conoce como estrés oxidativo. Los músculos se atrofian poco a poco, se tornan más débiles y se fatigan con más facilidad, pero si podemos aumentar la actividad de la Sirt-1, podemos detener el deterioro vinculado al envejecimiento.[10-11]

---

10. Sharples, «Longevity and skeletal muscle mass».
11. Sousa-Victor, P., García-Prat, L., Serrano, A. L., Perdiguero, E. & Muñoz-Cánoves, P. «Muscle stem cell aging: regulation and rejuvenation», *Trends Endocrinol Metab*, 26, 287-96 (2015).

En realidad, al activar la Sirt-1 detenemos la pérdida de masa muscular y la disfunción que por lo general aparece al envejecer, contemplamos múltiples efectos beneficiosos en la salud, entre ellos la detención de la pérdida de masa ósea, la prevención del aumento de la inflamación sistémica crónica (lo que llaman *inflammaging*, fusión de dos vocablos ingleses: *inflammation* [«inflamación»] y *aging* [«envejecimiento»]), además de mejorar la movilidad y la calidad de vida global.

No te engañes pensando que esos beneficios se aplican tan sólo a las personas mayores. Hacia los 25 años, pueden empezar los efectos del envejecimiento con el debilitamiento muscular, hacia los 40 años puede darse un 10 % de pérdida de masa muscular (aunque el conjunto del peso corporal suele aumentar), y llegar a un 40 % hacia los 70 años. Pero cada vez hay más pruebas de que puede prevenirse y revertirse con la estimulación de nuestros genes sirtuinas.

La activación de las sirtuinas juega un papel clave en la pérdida de la masa muscular, en su crecimiento y en sus funciones. Resumidos esos datos, no es de extrañar que en una reciente reseña de la prestigiosa publicación médica *Nature* se describiera a las sirtuinas como reguladores maestros del crecimiento muscular y se afirmara que la activación de éstas es una de las vías de investigación más prometedora para combatir la pérdida de la musculatura, y, por ende, de aumentar la calidad de vida y reducir la enfermedad y las muertes.[12-13]

Una vez que se observan en su contexto los poderosos efectos que nuestras sirtuinas pueden tener en los músculos, los asombrosos resultados de nuestra prueba piloto no nos parecían ya tan sorprendentes. Entonces empezamos a darnos cuenta de que era posible estimular la pérdida de peso a la vez que alimentamos los músculos, y todo ello por medio de una dieta rica en *Sirtfoods*.

12. Tonkin, J., Villarroya, F., Puri, P. L. & Vinciguerra, M. «SIRT1 signaling as potential modulator of skeletal muscle diseases», *Curr Opin Pharmacol*, 12, 372-6 (2012).
13. Cohen, S., Nathan, J. A. & Goldberg, A. L., «Muscle wasting in disease: molecular mechanisms and promising therapies», *Nat Rev Drug Discov*, 14, 58-74 (2015).

Pero esto no es más que el principio, ya que en el siguiente capítulo veremos que los beneficios de los *Sirtfoods* se extienden mucho más en cuanto a salud y calidad de vida.

RESUMEN

- Descubrimos que, además de perder peso, las personas que seguían la dieta Sirtfood mantenían o incluso ganaban masa muscular. Esto se debe a que las sirtuinas son reguladores maestros de los músculos.
- Con la activación de las sirtuinas es posible tanto prevenir el deterioro muscular como potenciar la regeneración de los músculos.
- La activación de la Sirt-1 puede también ayudar a prevenir la gradual pérdida de masa muscular que aparece con el envejecimiento.
- Activar las sirtuinas no sólo hará que te veas más esbelto, sino que también te ayudará a estar más sano y a funcionar mejor cuando envejezcas.

4

Las maravillas del bienestar

Sea cual sea el modo en que lo contemplemos, estamos perdiendo la batalla contra el control de peso. Los índices de obesidad se están disparando y está aumentando un gran número de enfermedades relacionadas con ella. En estos momentos, una de cada tres personas padece una cardiopatía, e, increíblemente, seis de cada diez tiene la presión arterial alta. Una de cada diez personas sufre diabetes, y otras cuatro corren un alto riesgo de padecerla. Si vemos dos mujeres con más de 50 años, hemos de saber que una de ellas va a tener una fractura osteoporósica. Dos de cada cinco personas serán diagnosticadas de cáncer en algún momento de sus vidas, y aproximadamente en el tiempo en que tardes en leer tan sólo una página de este libro, habrá aparecido un nuevo caso de Alzheimer, y eso tan sólo en Estados Unidos. A pesar de los sorprendentes avances de la medicina moderna, la sociedad es cada vez más obesa y está más enferma: el 70 % del número total de muertes se debe a una enfermedad crónica, una estadística que resulta muy impactante. Es necesario un cambio radical y urgente.

Pero como hemos visto, nosotros ya hemos empezado a cambiar todo eso. Con la activación de nuestros viejos genes de sirtuinas, podemos quemar grasas y tener un cuerpo más esbelto y fuerte. Y con las sirtuinas en el centro de nuestro metabolismo, programadoras maestras de nuestra biología, su efecto se extenderá más allá de la mera composición corporal, afectando de manera positiva a cada aspecto de nuestro bienestar.

Las sirtuinas y el 70%

Piensa en una enfermedad que asocies al envejecimiento y la mayor probabilidad es que las sirtuinas estén implicadas en ella. Así, por ejemplo, la activación de las sirtuinas es estupenda para la salud cardíaca, pues protege a las células musculares del corazón y generalmente contribuye a que éste funcione mejor.[1] Por otra parte, mejora el funcionamiento de las arterias, ayuda a controlar el colesterol de manera más eficaz y protege de la obstrucción de las arterias, llamada ateroesclerosis.[2]

¿Y qué ocurre con la diabetes? La activación de las sirtuinas aumenta la cantidad de insulina secretada y contribuye a que funcione mejor en el organismo.[3] Resulta que uno de los medicamentos más populares contra la diabetes, la metformina, se basa en la Sirt-1 por sus buenos efectos. De hecho, en la actualidad hay una empresa farmacéutica que está investigando añadir activadores naturales de la sirtuina en el tratamiento de la metformina para diabéticos, con unos resultados hasta el momento de un asombroso 83% en la reducción de la dosis de metformina necesaria para conseguir los mismos efectos.[4]

En cuanto al cerebro, otra vez aparecen las sirtuinas, pues se ha descubierto que su actividad es menor en los pacientes de Alzheimer. Su

1. Ma, L. & Li, Y. «SIRT1: role in cardiovascular biology», *Clin Chim Acta,* 440, 8-15 (2015).
2. *Ibid.*
3. Milne, J. C. *et al.,* «Small molecule activators of SIRT1 as therapeutics for the treatment of type 2 diabetes», *Nature,* 450, 712-6 (2007).
4. Fu, L. *et al.,* «Leucine amplifies the effects of metformin on insulin sensitivity and glycemic control in diet-induced obese mice», *Metabolism,* 64, 845-56 (2015).

activación, por el contrario, mejora las señales de comunicación cerebrales, potencia la función cognitiva y reduce la inflamación del cerebro. Eso hace que se detenga la acumulación de la beta amiloide y la aglomeración de la proteína tau, dos de los efectos más dañinos que se contemplan en los cerebros de los enfermos de Alzheimer.[5-6]

En cuanto a los huesos, los osteoblastos son un tipo especial de células óseas responsables de la formación de nuevos huesos. Cuantos más osteoblastos tengamos, más fuertes serán nuestros huesos. La activación de las sirtuinas no sólo estimula la producción de osteoblastos, sino que además incrementa su índice de supervivencia.[7] Ello hace que la activación de la sirtuina sea esencial para la salud de los huesos.

En relación al cáncer, la investigación de las sirtuinas es más controvertida, pero los últimos estudios muestran que su activación ayuda a eliminar tumores cancerosos.[8] Si bien es necesario investigar más sobre este tema en particular, lo cierto es que aquellas culturas que toman más *Sirtfoods* tienen un índice menor de cánceres.

Cardiopatías, diabetes, demencias, osteoporosis, y probablemente cáncer; la lista de enfermedades que pueden prevenirse con la activación de las sirtuinas es impresionante. No constituye ninguna sorpresa descubrir que las culturas que ya siguen una dieta muy rica en *Sirtfoods* como parte de su dieta tradicional experimentan un índice de longevidad y de bienestar mucho mayor del que la mayoría podemos imaginar, algo de lo que oiremos hablar muy pronto.

5. Wang, J. *et al.*, «The role of SIRT1: at the crossroad between promotion of longevity and protection against Alzheimer's disease neuropathology», *Biochim Biophys Acta*, 1804, 1690-4 (2010).
6. Giblin, W. Skinner, M. E.; Lombard, D. B. «Sirtuins: guardians of mammalian healthspan», *Trends Genet*, 30, 271-86 (2014).
7. Iyer, S. *et al.*, «Sirtuin 1 (SIRT1) promotes cortical bone formation by preventing beta-catenin sequestration by FoxO transcription factors in osteoblast progenitors», *Biol Chem*, 289, 24069-78 (2014).
8. Wilking, M. J. Ahmad, N. «The role of SIRT1 in cancer: the saga continues», *Am J Pathol*, 185, 26-8 (2015).

Todo ello nos lleva a una apasionante conclusión: con el simple hecho de añadir a nuestra dieta los más potentes *Sirtfoods* y haciendo de ello un hábito de por vida, también podemos experimentar ese nivel de bienestar, y, además, con el aspecto físico que deseamos tener.

CASO DE ESTUDIO

David Carr es un deportista profesional, tripulante del Land Rover BAR, equipo de bandera británica, liderado por sir Ben Ainslie, que opta por primera vez a la prestigiosa Copa de América.

David se entrena como un atleta de élite y su dieta debe ser muy sana, incluidos los suplementos. Pero aun así, y según sus propias palabras, él siempre ha sido el deportista gordo al que le molestaba que aunque comiera mejor y se entrenara más duro que muchos de los deportistas de su entorno, éstos estuvieran más esbeltos. A pesar de todo el ejercicio que hacía y de su dieta, mostraba factores de riesgo de una enfermedad metabólica, con niveles altos de azúcar, colesterol y otras grasas en sangre.

Con una dieta rica en *Sirtfoods*, incluido un batido *Sirtfood* cada mañana como base de su plan nutricional, David experimentó unos resultados extraordinarios. Al cabo de 6 meses, de pesar 104 kilos pasó a tener el peso que buscaba: 93 kilos, una increíble pérdida de 11 kilos. Su porcentaje de grasa corporal se había reducido a la mitad, y ahora era del 7%, lo que lo situaba en la élite de los atletas. He aquí sus propias palabras: «Cada vez que hago un ejercicio aeróbico establezco mi mejor marca personal, y me siento más fuerte que nunca». De ese modo no sólo consiguió tener un aspecto de deportista de élite, sino que también había algo evidente: parecía mucho más saludable. Y sus análisis de sangre lo confirmaban. Las analíticas demostraron que David había experimentado:

- Una reducción del 45% de los niveles de colesterol «malo», el LDL.
- Un incremento del 293% del colesterol «bueno», el HDL.

- Un descenso del 80% de los triglicéridos (grasas en sangre).
- Un descenso de los niveles de azúcar en sangre que hizo que los valores que mostraba de persona prediabética volvieran a ser normales.

Basando su plan nutricional en los *Sirtfoods*, David no sólo puede competir por conseguir sus mejores marcas, sino que además invirtió el riesgo que tenía de sufrir cardiopatías y diabetes.

RESUMEN

- A pesar de todos los avances de la medicina moderna, nuestra sociedad es cada vez más obesa y está más enferma.
- El 70 % del total de las muertes se debe a las enfermedades crónicas, y en la mayoría de ellas aparece una baja actividad de sirtuinas.
- Con la activación de las sirtuinas se pueden evitar o prevenir las más importantes enfermedades crónicas del mundo occidental.
- Con una dieta repleta de alimentos *Sirtfoods*, podemos disfrutar del mismo nivel de salud y bienestar que gozan las poblaciones más saludables y longevas del planeta.

5

Sirtfoods

Hasta el momento, sabemos que las sirtuinas son una antigua familia de genes que tienen el potencial de permitirnos quemar grasas, desarrollar musculatura y ayudarnos a estar muy sanos. Se ha demostrado que las sirtuinas pueden activarse por medio de la restricción calórica, el ayuno y el ejercicio, pero existe otro método revolucionario para conseguir esos resultados: los alimentos. Nos referimos a los alimentos más potentes que existen para activar las sirtuinas: los *Sirtfoods*.

Más allá de los antioxidantes

Para comprender en profundidad los beneficios de los *Sirtfoods*, tenemos que cambiar nuestro modo de pensar respecto a alimentos como las frutas y las verduras y en las razones por las que son beneficiosas para nosotros.

No hay duda alguna, como lo confirman los numerosos estudios realizados, que las dietas ricas en frutas, verduras y hortalizas reducen el riesgo de contraer muchas enfermedades crónicas, incluidas las dos grandes asesinas: el cáncer y los infartos. Ello se atribuye a su alto contenido en nutrientes, como las vitaminas, los minerales y, por supuesto, los antioxidantes, la palabra más de moda en las últimas décadas. Pero debemos hablar de una historia muy diferente.

La razón por la que los *Sirtfoods* son tan buenos para ti no tiene nada que ver con los antioxidantes, que todos conocemos tan bien y de los que hemos oído hablar tanto. A buen seguro, los necesitamos obtener de la dieta, pero con los *Sirtfoods* sucede algo diferente y muy especial. De hecho, si afirmamos que los *Sirtfoods* son buenos para la salud, no se debe a que alimentan el organismo con nutrientes esenciales, o aportan antioxidantes que lidian con los efectos dañinos de los radicales libres, sino por el contrario, ¿por qué están repletos de toxinas leves?

En un mundo en el que prácticamente todo lo que está catalogado como «superalimento» se comercializa casi agresivamente basándose en su contenido «antioxidante», puede que eso parezca una locura. Pero no, se trata de una idea revolucionaria, y vale la pena dejarse fascinar por ella.

¿Lo que no nos mata nos hace más fuertes?

Volvamos por un momento a determinar las maneras de activar las sirtuinas: el ayuno y el ejercicio. Como hemos visto, las investigaciones han demostrado una y otra vez que la reducción de la energía en la dieta tiene unos beneficios extraordinarios para la salud: perder peso y con bastante probabilidad una vida más longeva. Después está el ejercicio físico, con sus innumerables beneficios para el organismo y la mente, corroborado por el descubrimiento de que la práctica regular de ejercicio reduce en gran medida el índice de mortalidad.[1] Pero ¿qué es lo que tiene todo eso en común?

La respuesta es: el estrés. Todo eso ocasiona un ligero estrés en el organismo que le anima a adaptarse haciéndose más eficaz, más fuerte y estar en mejor forma. Y es la respuesta del cuerpo a esos estímulos

---

1. Leitzmann, M. F. *et al.*, «Physical activity recommendations and decreased risk of mortality». *Arch Intern Med*, 167, 2453-60 (2007).

ligeramente estresantes (su adaptación), lo que nos hace estar a la larga más en forma, más sanos y más esbeltos. Como sabemos, esas buenísimas adaptaciones están orquestadas por las sirtuinas, las cuales se activan ante esos estresores y ponen en marcha un gran número de cambios beneficiosos para el organismo.

El término técnico de la adaptación a esos tipos de estrés es hormesis. Se trata de que uno consiga un efecto beneficioso del hecho de haber estado expuesto a una dosis baja de una sustancia o un estresor que en altas dosis sería tóxico o letal. O, si lo prefieres, podríamos definirlo como «lo que no te mata te hace más fuerte». Y así es como funcionan el ejercicio y el ayuno. La inanición es letal, y el exceso de ejercicio es perjudicial para la salud. Esas formas extremas del estrés son claramente dañinas, pero siempre que se mantengan en un límite de estrés moderado y controlable tienen unos efectos muy beneficiosos.

Introducir los polifenoles

Y ahora es cuando las cosas resultan fascinantes. Todo organismo vivo experimenta la hormesis, pero hasta ahora lo que se había obviado en gran manera es que eso incluye también a las plantas.[2] Si bien no acostumbramos a considerar a las plantas como al resto de los seres vivos, en realidad compartimos con ellas respuestas similares en cuanto a la manera en que reaccionamos, a nivel químico, a nuestro entorno.

Por sorprendente que parezca, tiene sentido si pensamos en la evolución, pues todos los seres vivos evolucionan para experimentar y hacer frente a estresores comunes del medio ambiente como la deshidratación, la exposición a la luz solar, la falta de nutrientes y el ataque de patógenos.

---

2. Kennedy, D. O. «Polyphenols and the human brain: plant "secondary metabolite" ecologic roles and endogenous signalling functions drive benefits». *Adv Nutr,* 5, 515-33 (2014).

Y si esto te parece difícil de comprender, ahora vas a sorprenderte de verdad. Las respuestas de las plantas frente al estrés son en realidad más sofisticadas que las nuestras.[3] Piensa en ello. Si estamos hambrientos y sedientos, vamos a buscar comida y bebida; si tenemos demasiado calor, buscamos la sombra; frente a un ataque, huimos. En claro contraste, las plantas están estáticas, de modo que tienen que soportar todos los extremos de esos estresores fisiológicos y amenazas. Como consecuencia, en los últimos millones de años han desarrollado un sistema de respuesta al estrés tan extraordinariamente sofisticado que deja atrás cualquier cosa de la que nosotros podamos alardear. Y lo hacen produciendo una amplia colección de sustancias químicas llamadas polifenoles, que les permiten adaptarse de manera satisfactoria a su entorno y sobrevivir. Cuando consumimos esas plantas, también consumimos los nutrientes de esos polifenoles. Su efecto es profundo: activan nuestras propias vías de respuesta al estrés. Estamos hablando justo de las mismas vías que activan el ayuno y el ejercicio: las sirtuinas.

> Debido a una mayor necesidad de adaptarse para sobrevivir a su entorno, los alimentos que crecen silvestres o con tratamientos biológicos son mejores para nosotros que los que se producen de manera intensiva, ya que tienen un nivel más alto de polifenoles.

Al efecto de adoptar este sistema de respuesta al estrés de las plantas para nuestro propio beneficio se le llama xenohormesis,[4-5] y las implicaciones son revolucionarias. Dejemos que las plantas hagan el trabajo

3. Hooper, P. L.,Vigh, L. «Xenohormesis: health benefits from an eon of plant stress response revolution», *Cell Stress Chaperones,* 15, 761-70 (2010).
4. *Ibid.*
5. Howitz, K. T.; Sinclair, D. A. «Xenohormesis: sensing the chemical cues of other species», *Cell* 133, 387-91 (2008).

duro, ya que de ese modo nosotros no tendremos que hacerlo. En realidad, esos componentes naturales de las plantas se dice que mimetizan la restricción calórica gracias a su capacidad de activar esos mismos cambios positivos en nuestras células, como la quema de grasas que podemos ver durante el ayuno.[6-7] Y, al aportar más compuestos avanzados de señalización de los que producimos nosotros mismos, los resultados son superiores a lo que podamos conseguir sólo con el ejercicio o el ayuno.

Sirtfoods

Si bien todas las plantas cuentan con esos sistemas de respuesta al estrés, sólo algunas han evolucionado para producir una considerable cantidad de ponifenoles activadores de las sirtuinas. A esas plantas las llamamos *Sirtfoods*, y su descubrimiento significa que en vez de las austeras dietas de ayuno o los programas de ejercicio extenuantes, podemos seguir un revolucionario camino para activar nuestros genes de sirtuinas: seguir una dieta rica en *Sirtfoods*, y lo mejor es que eso significa poner alimentos en tu plato y no privarte de ellos.

Es tan simple y tan fácil que parece un truco, pero no lo es. Es lo que la naturaleza pretende que comamos, en vez de tener mucha hambre o contar calorías con las dietas modernas. Muchos de nosotros hemos experimentado esas dietas horrorosas en las que inicialmente se pierde peso y luego el organismo se rebela y se vuelve a ganar peso, y uno vuelve a temblar frente a otra falsa promesa. Pero hay que recordar esto: los estudios sobre las dietas sólo tienen 150 años, mientras que la naturaleza ha desarrollado los *Sirtfoods* hace más de mil millones de años.

6. Howitz, K. T. *et al.*, «Small molecule activators of sirtuins extend Saccharomyces cerevisiae lifespan», *Nature,* 425, 191-6 (2003).
7. Madeo, K., Pietrocola, E.; Eisenberg, T.; Kroemer, G. «Caloric restriction mimetics: towards a molecular definition». *Nat Rev Drug Discov,* 13, 727-40 (2014).

Quizás estarás deseoso de saber qué alimentos específicos son los que contienen *Sirtfoods*, así que sin demorarnos más, aquí los veinte *Sirtfoods* más habituales.

	Sirtfood	Principales activadores de sirtuinas
1	Chile «ojo de pájaro»	Luteolina, miricetina
2	Trigo sarraceno	Rutina (flavonoide)
3	Alcaparras	Kaempferol, quercetina
4	Apio, hojas incluidas	Apigenina, luteolina
5	Cacao	Epicatechina
6	Café	Ácido cafeico, ácido clorogénico
7	Aceite de oliva virgen	Oleuropeína, hidroxitirosol
8	Té verde (especialmente el té matcha)	EGCG
9	Col rizada	Kaempferol, quercetina
10	Apio silvestre o apio del monte	Quercetina
11	Dátiles medjool	Ácidos gálicos, ácido Cafeico
12	Perejil	Apigenina, miricetina
13	Achicoria roja	Luteolina
14	Cebolla roja	Quercetina
15	Vino tinto	Resveratrol, piceatanol
16	Dama de Rocket	Quercetina/kaempferol
17	Soja	Daidzeina, formononetina
18	Fresas	Fisetina
19	Cúrcuma	Curcumina
20	Nueces	Ácido gálico

RESUMEN

- Debemos cambiar por completo la idea que tenemos de que las frutas, las verduras y las hortalizas son buenas simplemente porque contienen vitaminas y antioxidantes.
- Al igual que el ayuno y el ejercicio, son buenas porque contienen unas sustancias químicas naturales que proporcionan un suave estrés a nuestras células.
- Las plantas y los vegetales, puesto que son inertes, han desarrollado un sistema de respuestas al estrés muy sofisticado y producen polifenoles que los ayudan a adaptarse a los retos de su entorno.
- Cuando tomamos ese tipo de plantas, los polifenoles que contienen activan nuestras vías de respuestas al estrés (nuestros genes de sirtuinas), mimetizando así los efectos de la restricción calórica y el ejercicio físico.
- Los alimentos con los mayores y más potentes efectos de activación de las sirtuinas se denominan *Sirtfoods*.

6

Sirtfoods en todo el mundo

Ahora ya conoces nuestros antiguos genes de sirtuinas, por qué son tan potentes y cómo pueden activarse mediante los *Sirtfoods*, pero ¿cómo se lleva a cabo todo esto en el mundo real?

Desde tiempos antiguos, los seres humanos se han sentido fascinados por conseguir el elixir de la vida. La historia está repleta de fábulas procedentes de las más antiguas religiones y de mitos en los que sólo a los dioses y los emperadores se les permitía tomar unos determinados alimentos, que les dotaban de poder, fuerza e incluso inmortalidad. Se trata, claro está, de meras creencias populares, pero con el descubrimiento de los *Sirtfoods*, por primera vez el reino de la mitología se mezcla con el de la realidad.

Entrar en la zona azul

Mientras en el mundo occidental nuestra salud falla, en el planeta existen lugares conocidos como «zonas azules» en los que la ingesta de Sirtfoods es muchísimo mayor que la incluye una típica dieta occidental. Tanto es así que las culturas que siguen dietas ricas en *Sirtfoods* parecen gozar de unos beneficios más apropiados al mundo de la fantasía. De hecho, no sólo las personas que viven en las zonas azules son más longevas que las de países que siguen la típica dieta occidental, sino que, lo más importante, gozan de más vitalidad y jovialidad cuando son ancianas. En esas zonas azules, existen unos índices increíblemente bajos de enfermedades como el Alzheimer, la diabetes, el cáncer, las cardiopatías y la osteoporosis. Si vas allí, verás personas de 90 años o más paseando, bailando y trabajando. No se mantienen activas con la idea de perder peso, no tienen necesidad, allí no hay gimnasios. Conservan el vigor y la energía de la juventud a una edad avanzada; podemos verlas por la calle conduciendo motocicletas o bicicletas de montaña. Si te detienes a hablar con ellas, ¡es posible que las oigas jactarse de lo estupenda que sigue siendo su vida sexual! Y no es de sorprender que además sea la población más delgada del mundo.

Yo debería tomar cacao

Para comprender mejor este increíble fenómeno, emprenderemos un viaje a las islas de San Blas, en Panamá, hogar de los autóctonos kuna, indios americanos que parecen ser inmunes a la presión arterial alta y muestran unos índices extraordinariamente bajos de obesidad, cáncer y muertes prematuras. A principios del siglo XXI, un equipo de investigación desveló el secreto de los kuna al descubrir que su principal fuente de energía era una bebida elaborada a partir del cacao que se cultiva en la zona. Se trata de un cacao extraordinariamente rico en un grupo determinado de polifenoles llamado flavonoides, especialmente en epicatequina, calificada como un *Sirtfood*.

Pero ¿cómo podemos saber que la robusta salud de los kuna se debe a la gran ingesta de los flavonoides del cacao? Los investigadores descubrieron que cuando los indios kuna posteriormente emigraron a la ciudad de Panamá y pasaron a consumir un cacao comercializado altamente industrializado (lo cual elimina los flavonoides y hace que deje de ser un *Sirtfood*), los beneficios que tenían para la salud desaparecieron.[1]

El caso de los kuna es tan sólo un dato más de la evidencia cada vez mayor de que el cacao rico en flavonoides tiene unos extraordinarios efectos para la salud. Según estudios clínicos, los flavonoides del cacao mejoran la presión arterial, el flujo sanguíneo, controlan el azúcar en sangre y los niveles de colesterol.[2-3]

Los análisis indican que el cacao tiene, además, efectos positivos en los casos de diabetes[4] y cáncer,[5] y su consumo ha demostrado que mejora la memoria, ofreciendo una valiosa opción dietética en la búsqueda de la fuente de juventud del cerebro.[6]

Especias vitales

La cúrcuma, una especia conocida en la India como «el oro sólido indio», se utiliza en la medicina ayurvédica desde hace más de 4.000 años por sus propiedades curativas y antiinflamatorias. Ahora sabemos que sus efectos curativos se deben a que contiene curcumina, un extraordinario nutriente activador de la sirtuina, lo que la convierte en un *Sirtfood*.

---

1. Bayard, V.; Chamorro, F.; Motta, J. & Hollenberg, N. K. «Does flavanol intake influence mortality from nitric oxide-dependent processes? Ischemic heart disease, stroke, diabetes mellitus, and cancer in Panama». *Int J Med Sci,* 4, 53-8 (2007).
2. Shrime, M. G. *et al.*, «Flavonoid-rich cocoa consumption affects multiple cardiovascular risk factors in a meta- analysis of short-term studies». *J Nutr,* 141, 1982-8 (2011).
3. Hooper, L. *et al.*, «Effects of chocolate, cocoa, and flavan-3-ols on cardiovascular health: a systematic review and meta-analysis of randomized trials». *Am J Clin Nutr* 95, 740-51 (2012).
4. Duarte, D. A. *et al.*, «Polyphenol-enriched cocoa protects the diabetic retina from glial reaction through the sirtuins pathway». *J Nutr Biochem* 26, 64-74 (2015).
5. Martin, M. A. Goya, L & Ramos S. «Potential for preventive effects of cocoa and cocoa polyphenols in cancer». *Food Chem Toxicol,* 56, 336-51 (2013).
6. Brickman, A. M. *et al.*, «Enhancing dentate gyrus function with dietary flavanols improves cognition in older adults». *Nat Neuroses,* 17, 1798-803 (2014).

Se trata de una especia muy común en la cocina tradicional india, y a ella se le atribuye el hecho de que los porcentajes de personas que padecen cáncer en la India sean significativamente más bajos que en los países occidentales. Es interesante destacar que el índice de cáncer se incrementa entre los indios entre un 50 y un 75 % cuando se trasladan a Estados Unidos e Inglaterra y abandonan su dieta habitual.[7] Si bien puede deberse a diferentes factores del estilo de vida, las pruebas científicas realizadas indican que la curcumina tiene grandes propiedades anticancerígenas.

La efectividad de la curcumina es limitada debido a su mala absorción por el organismo. Sin embargo, los estudios realizados han demostrado que cuando se cocina con líquido, se añade a la grasa y con pimienta negra, su absorción aumenta de manera considerable. Esta característica se adecúa muy bien a la cocina tradicional india, que con frecuencia combina sus guisos con *ghee* (mantequilla clarificada) y pimienta negra en los platos con curry y otras comidas picantes.

Además de sus propiedades anticancerígenas hay pruebas fehacientes de otros beneficios para la salud de esta activadora de la sirtuina. Según estudios recientes, un tipo especial de curcumina que se produjo para ser absorbida con mayor facilidad demostró que mejoraba los niveles de colesterol, el control de azúcar en sangre y reducía la inflamación del organismo.[8] Al estudiarse su efecto sobre la osteortritis de la

7. Hutchins-Wolfbrandt, A. & Mistry, A. M. «Dietary turmeric potentially reduces the risk of cancer», *Asian Pac J Cancer Prev* 12, 3169-73 (2011).
8. Panahi, Y. *et al.*, «Antioxidant and anti-inflammatory effects of curcuminoid-piperine combination in subjects with metabolic syndrome: A randomized controlled trial and an updated meta-analysis». *Clin Nutr* (2015).

rodilla, ha demostrado que era tan efectiva como los analgésicos[9] que se toman habitualmente. Y pacientes con una diabetes tipo 2 incipiente mejoraron la memoria[10] tomando un gramo de cúrcuma al día.

Ser más verde

El té verde representa otra tentadora oferta de *Sirtfoods*. Se cree que el consumo de té verde se inició hace más de 4.700 años, cuando el emperador chino Shen Nung (el divino sanador) creó sin proponérselo una refrescante bebida con hojas de té verde. Mucho más tarde esta bebida consiguió una enorme reputación gracias a su potencial curativo y medicinal.

El gran consumo de té verde en Asia es la clave de lo que se denomina la «paradoja asiática». A pesar del gran consumo de tabaco, en Asia, y especialmente en Japón, este continente tiene uno de los porcentajes más bajos de cardiopatías y cáncer de pulmón del mundo. La gran ingesta de té verde se asocia a unos índices bastante inferiores de enfermedades coronarias y a un menor riesgo de sufrir los cánceres más comunes, como son los que afectan a la próstata, el estómago, los pulmones y las mamas. Por ello no es de sorprender que el consumo de té verde esté, asimismo, asociado a un número considerablemente más bajo de muertes tempranas.

Es muy curioso que el té verde tenga también un efecto termogénico, lo que significa que aumenta la energía que el organismo destina a quemar grasa, hecho que implica perderla manteniendo masa muscular. Si combinamos el té verde con una dieta rica en verduras de hoja

9. Kuptniratsaikul, V., Thanakhumtorn, S., Chinswang-watanakul, P. Wattanamongkonsil, L. & Thamlikitkul, V. «Efficacy and safety of Curcuma domestica extracts in patients with knee osteoarthritis». *J. Aliern Complement Med*, 15, 891-7 (2009).
10. Lee, M. S. *et al.*, «Turmeric improves post-prandial working memory in pre-diabetes independent of insulin». *Asia Pac J Clin Nutr* 23, 581-91 (2014).

verde, soja, hierbas y especias (con predominio de la cúrcuma) para crear un bufé de *Sirtfoods*, tendremos una dieta similar a la descubierta en Okinawa, «tierra de seres inmortales». Puede que Okinawa sea la provincia más pobre de Japón, pero es la que ostenta el récord de longevidad y el mayor número de personas centenarias del mundo. Atónitos por su calidad de vida, los investigadores asumieron que se debía a unos genes extraordinarios, pero dada la «occidentalización» de su dieta y el aumento de los índices de obesidad y de enfermedades graves que las generaciones más jóvenes del lugar están experimentando ahora por primera vez, ha quedado atrás la idea de unos genes superiores.

Un receta mediterránea

Para encontrar un gran número de combinaciones de *Sirtfoods* es necesario acudir a la dieta mediterránea. Ahí es donde hallamos un consumo regular de abundantes *Sirtfoods*: aceite de oliva virgen, frutos secos, bayas, vegetales de hoja verde, hierbas y especias, y, por supuesto, vino. Seguir este tipo de dieta significa optar a una reducción del 8 % de las muertes de todo tipo, y una significativa disminución de enfermedades cardiovasculares y de degeneración cerebral, como es el caso del Alzheimer, así como del cáncer.[11]

En España se llevó a cabo un estudio puntero llamado Predimed, realizado con unas 7.400 personas con riesgo de sufrir una enfermedad cardiovascular.

Los resultados obtenidos fueron tan buenos que la prueba finalizó antes, unos cinco años después de su inicio. Los participantes, a los que se animó a que siguieran de manera deliberada una dieta especialmente rica en *Sirtfoods* (haciendo hincapié en el aceite de oliva virgen

---

11. Sofi, F., Cesari, F., Abbate, R., Gensini, G. F. & Casini, A. «Adherence to Mediterranean diet and health status: meta-analysis», *BMJ* 11 , 337: al 344 (2008).

extra y en los frutos secos) experimentaron unos resultados extraordinarios, y vieron reducida la incidencia de enfermedades cardiovasculares en aproximadamente un 30 %,[12] un resultado con el que los fabricantes de fármacos no podían ni soñar. Otras ramas del estudio mostraron una reducción del 30 % en la incidencia de la diabetes,[13] así como un notable descenso en los niveles de inflamación,[14] y una mejoría de la memoria y de la salud global del cerebro.[15]

Los científicos hicieron otra cosa muy interesante: examinaron el perfil genético del factor PPARγ, que es el que favorece la obesidad que vimos antes. Aunque muchos de nosotros somos bastante resistentes a su acción, hay quienes no son tan afortunados y pueden quedar abatidos por él. Esto significa que un individuo puede tomar los mismos alimentos que otro, pero ser mucho más proclive a ganar peso. Sin embargo, con los *Sirtfoods* eso no tiene por qué ser así. En quienes siguieron una dieta mediterránea rica en *Sirtfoods*, no se dieron los efectos negativos de ese gen.[16] Sorprendentemente, a pesar de no contar con menos calorías, la dieta más abundante en *Sirtfoods* se vinculó a un descenso del 40 % del riesgo de padecer obesidad, en especial aquella que se acumula en torno al vientre.[17] Olvídate de bajar las grasas y de engordarte con las calorías: quienes siguen una dieta medite-

12. Estruch, R. *et al.,* «Primary prevention of cardiovascular disease with a Mediterranean diet», *N Engl J Met 368* 1279-90 (2013).
13. Salas-Salvado, J. *et al.,* «Prevention of diabetes with Mediterranean diets: a subgroup analysis of a randomized trial». *Ann Intern Med,* 160, 1-10 (2014).
14. Estruch, R. «Anti-inflammatory effects of the Mediterranean diet: the experience of the PREDIMED study». *Proc Nutr Soc,* 69, 333-40 (2010).
15. Valls-Pedret, C. *et al.,* «Mediterranean Diet and Age-Related Cognitive Decline: A Randomized Clinical Trial». *JAMA Intern Med,* 175, 1094-103 (2015).
16. Razquin, C. *et al.,* «The Mediterranean diet protects against waist circumference enlargement in 12Ala carriers for the PPARgamma gene: 2 years' follow-up of 774 subjects at high cardiovascular risk». *Br J Nutr,* 102, *672-9* (2009).
17. Ibarrola-Jurado, N. *et al.,* «Cross-sectional assessment of nut consumption and obesity, metabolic syndrome and other cardiometabolic risk factors: the PREDIMED study». *PLoS One 8, e57367* (2013).

rránea tradicional siempre estarán más delgados que la población general.

De modo que las culturas de todo el mundo más saludables, esbeltas y con una esperanza de vida mayor tienen algo en común: toman más cantidad de *Sirtfoods*. Se mantienen delgados sin tener que contar calorías o seguir dietas. Sólo tenemos que hacer una cosa: reunir los *Sirtfoods* más potentes del planeta y crear una dieta con unas ventajas no vistas hasta ahora. Resumiendo: una dieta que lleva a la revolución de la salud y de la pérdida de peso.

RESUMEN

- Si bien en el mundo occidental la obesidad y las enfermedades crónicas crean estragos, en el planeta existen unas «zonas azules» que son prácticamente inmunes a esos problemas
- Lo que tienen en común las personas que viven en las zonas azules es una dieta muy rica en *Sirtfoods*.
- Ejemplos clásicos de ello son los indios americanos kuna y su afición al cacao, los indios y su tradicional comida espaciada con cúrcuma, los japoneses, que sienten predilección por el té verde, y los seguidores de la dieta mediterránea, con el aceite de oliva virgen como estrella.
- La dieta Sirtfood aporta todos esos maravillosos alimentos a un mundo ávido de dietas para la salud y la pérdida de peso.

7

La dieta Sirtfood

Ahora ya conocemos todo acerca de las sirtuinas, cómo nos ayudan a perder peso, quemar grasas y mejorar nuestra salud. También sobre los *Sirtfoods*, por ejemplo, cómo activan los genes sirtuinas y cómo constituyen la base de las dietas de las poblaciones más sanas y longevas del planeta. Ahora ya estamos preparados para iniciar un camino hacia una persona más delgada y saludable: tú. Ahora encaminémonos hacia la dieta Sirtfood y su funcionamiento.

Lo mejor de lo mejor

Con la dieta Sirtfood hemos hecho algo muy especial: hemos tomado los *Sirtfoods* más potentes del planeta y los hemos conjuntado en una novedosa manera de comer, con unos beneficios nunca vistos hasta ahora. Hemos seleccionado «lo mejor de lo mejor» de las dietas más saludables conocidas y, a partir de ello, hemos creado una dieta extraordinaria.

La buena noticia es que no tienes que adoptar de inmediato la dieta tradicional de un nativo de Okinawa ni saber cocinar como una *mamma* italiana. Eso no sólo es algo poco realista, sino que además es del todo innecesario en la dieta Sirtfood. En realidad, lo que es posible que te impacte de la lista de los *Sirtfoods* es su simplicidad. Quizás no estés tomando todos los alimentos de la lista, pero es muy posible que estés consumiendo algunos. Entonces, ¿cómo es que no estás ya perdiendo peso?

La respuesta la encontrarás cuando examinemos la cantidad y la variedad necesarias para obtener resultados.

Alcanza tu nivel más alto

Hay que destacar que la mayoría de la gente no consume los suficientes *Sirtfoods* para conseguir una quema efectiva de grasas y un buen nivel de salud. Cuando los investigadores estudiaron en la dieta estadounidense cuál era el consumo de cinco nutrientes clave para la activación de las sirtuinas (quercetina, miricetina, luteolina y apigenina), se encontraron con una mísera ingesta diaria de 13 miligramos diarios,[1] frente al promedio de la ingesta en Japón, que era cinco veces mayor.[2] Compara esas cifras con nuestro estudio de la dieta Sirtfood, en la que los participantes consumían cientos de miligramos diarios de nutrientes activadores de las sirtuinas.

Estamos hablando de una revolución de la dieta en la que aumentaríamos cincuenta veces la ingesta de esos nutrientes. Aunque pueda aparecer muy exagerado o poco práctico, en realidad no lo es.

Tomando los *Sirtfoods* más destacados y combinándolos de un modo por completo compatible con tu vida diaria, tú también puedes alcanzar de manera fácil y eficaz el nivel de ingesta que se necesita para cosechar todos los beneficios.

---

1. Hertog, M. G. *et al.,* «Flavonoid intake and long-term risk of coronary heart disease and cancer in the seven countries study». *Arch Intern Med 155, 381-6* (1995).
2. *Ibid.*

Plantas frente a fármacos

Es posible que te preguntes: ¿por qué no puedo conseguir esos beneficios tomándome una pastilla? Después de todo, la industria farmacéutica es del todo consciente de que las sirtuinas son como un cofre del tesoro que espera ser abierto, pero necesita la clave exacta para hacerlo.

Esta industria ha invertido muchísimo dinero para conseguirlo , ya sea extrayendo los componentes activos de los *Sirtfoods*, principalmente el famoso resveratrol, presente en el hollejo de la uva, o desarrollando moléculas sintéticas que activen las sirtuinas. Sin embargo, hasta el momento los resultados han sido decepcionantes, lo cual en realidad no sorprende en absoluto.

En lo que a la dieta se refiere, existen dos opciones: una es sacar provecho de la naturaleza y de lo que se ha desarrollado en armonía con la especie humana; y la otra es querer ir más allá y pensar que podemos controlar a la naturaleza y superarla. Esta última opción se ha intentado muchas veces, e implica aislar un componente y recetarlo en dosis farmacológicas. Ésta es exactamente la estrategia que con demasiada frecuencia da pie a efectos secundarios indeseables o imprevistos que constituyen en talón de Aquiles de muchos fármacos y, por ende, de muchos suplementos nutricionales.

EL PODER DE LA SINERGIA

Consideramos que es mejor consumir una amplia variedad de esos maravillosos nutrientes en forma de alimentos completos y naturales, en los que coexisten cientos de otras sustancias naturales bioactivas vegetales que actúan en sinergia para potenciar nuestra salud. Creemos que es mejor trabajar con la naturaleza, no en contra de ella.

Tomamos como ejemplo el clásico nutriente activador de la sirtuina, el resveratrol. En forma de suplemento, su absorción es muy deficiente, pero en su forma natural, como base del vino tinto, su biodisponibilidad (concepto que alude a lo que un organismo puede utilizar) es al menos seis veces mayor.[3-4] A esto hay que añadir el hecho de que el vino tinto no contiene sólo un polifenol, sino una amplia gama de ellos, que actúa conjuntamente para aportar beneficios a la salud, incluido el activador de sirtuina llamado piceatanol. Si bien pocas veces ha sido el foco de atención, los investigadores empiezan ahora a darse cuenta de que el piceatanol tiene por derecho propio un papel relevante en lo que se refiere a la aportación de beneficios para la salud. No es difícil comprender por qué aislar a un solo nutriente no es en absoluto tan efectivo como consumirlo en forma de alimento completo.

Pero lo que hace realmente especial a un enfoque dietético es empezar a combinar en él múltiples *Sirtfoods*. Así, por ejemplo, añadir a la dieta *Sirtfoods* ricos en quercitina significa mejorar aún más la biodisponibilidad de alimentos que contienen resveratrol. Y no sólo eso, sino que las acciones del resveratrol y la quercitina se complementan entre sí. Ambos queman grasas, pero existen matices en el modo en que cada uno de ellos lo consigue. El resveratrol es muy efectivo al contribuir a la destrucción de células grasas ya existentes, mientras que la quercitina destaca en la prevención de formación de nuevas células grasas.[5] Con su combinación nos centramos en la grasa desde ambos lados, y el resultado es un mayor impacto en la pérdida de grasa que si tan sólo tomáramos grandes cantidades de un solo alimento.

Y éste es el patrón que vemos una y otra vez. Los alimentos ricos en activadores de la sirtuina llamados apigenina y rutina mejoran la absorción de la quercitina contenida en los alimentos y potencian su

3. Biagi, M. & Bertelli, A. A. «Wine, alcohol and pills: What future for the French paradox?». *Life Sci,* 131,19-22 (2015).
4. Ortuno, J. *et al.,* «Matrix effects on the bioavailability of resveratrol in humans». *Food Chemistry,* 120, 1123-1130 (2010).
5. Eseberri, L., Miranda, J., Lasa, A., Churruca, I. & Portillo, M. P. «Doses of Quercetin in the Range of Serum Concentrations Exert Delipidating Effects in 3T3-L1 Preadipocytes by Acting on Different Stages of Adipogenesis, but Not in Mature Adipocytes». *Oxid Med Cell Longev* 2015, 480943 (2015).

actividad.[6] A su vez se ha demostrado que la quercitina se sinergiza con la actividad del galato de epigalocatequina (*EGCG*).[7] Y está demostrado, asimismo, que el EGCG trabaja en sinergia con la curcumina.[8] Los alimentos completos no sólo son más potentes que los nutrientes aislados, sino que, al combinarlos con los *Sirtfoods*, accedemos a un enorme número de beneficios para la salud tejido por la naturaleza, tan intrincado y tan refinado que es imposible superarla.

Por otra parte, además de basar la dieta Sirtfood en unos veinte alimentos que contienen los niveles más altos de componentes activadores de sirtuina para conseguir la máxima pérdida de peso y los más importantes beneficios para la salud, animamos a consumir muchos otros alimentos saludables. Lo más maravilloso de esto es que algunos de ellos potencian el efecto de los *Sirtfoods* que hemos elegido.

Sabemos que una proteína de la dieta llamada leucina ha demostrado que trabaja en sinergia con los extraordinarios nutrientes encontrados en los *Sirtfoods* a fin de aumentar sus beneficiosos efectos.[9-10] Por ello basamos muchas de nuestras comidas no sólo en torno a los *Sirtfoods*, sino también en los alimentos ricos en proteínas, para aportar una cantidad adecuada de leucina que aumente su efectividad.

Asimismo, habrás oído hablar mucho, sin duda, de los beneficios para la salud de la grasa del pescado, sobre todo de la omega-3. Las últimas investigaciones han mostrado que las grasas omega-3 también

---

6. Scheepens, A., Tan, K.; Paxton, J. W. «Improving the oral bioavailability of beneficial polyphenols through designed synergies». *Genes Nutr* 5, 75-87 (2010).
7. Bohn, T. «Dietary factors affecting polyphenol bioavailability». *Nutr Rev*, 72, 429-52 (2014).
8. Yu, Y. *et al.,* «Green tea catechins: a fresh flavor to anticancer therapy» *Apoptosis* 19, 1-18 (2014).
9. Bruckbauer, A & Zemel, M. B. «Synergistic effects of polyphenols and methylxanthines with Leucine on AMPK/ Sirtuin-mediated metabolism in muscle cells and adipocytes». *PLoS One,* 9, e89166 (2014).
10. Bruckbauer, A. & Zemel, M. B. «Effects of dairy consumption on SIRT1 and mitochondrial biogenesis in adipocytes and muscle cells». *Nutr Metab (Lond),* 8, 91 (2011).

influyen de manera positiva en el modo en que funcionan los genes de las sirtuinas.[11] Eso nos ayuda a comprender mejor por qué la grasa del pescado es buena para la salud humana y, además, añade otra dimensión a los alimentos de los que disponemos reforzando el efecto de una dieta activadora de la sirtuina. Teniendo en cuenta esta increíble sinergia, puedes empezar a valorar lo extraordinaria que es la dieta Sirtfood.

Una revolución del sabor

El problema fundamental que rodea a las dietas convencionales es que los sabores que aportan son deprimentes, ya que los alimentos carecen de sabor y nos dejan totalmente insatisfechos. Pero nosotros creemos que en la búsqueda de conseguir un peso saludable es esencial mantener la satisfacción y el placer en la comida. Por ello nos mostramos encantados cuando nos dimos cuenta de que los *Sirtfoods*, así como los alimentos que mejoran sus acciones, como, por ejemplo, las fuentes ricas en proteínas y omega-3, son óptimos para satisfacer el paladar. Es una situación en la que todos siguen ganando: la dieta Sirtfood mejora nuestra salud y tiene un magnífico sabor.

Demos un paso atrás para saber por qué sucede. Nuestras papilas gustativas determinan el sabor que encontramos en los alimentos y la satisfacción que nos produce tomarlos. Esto tiene lugar por medio de siete grandes receptores del sabor. Durante un número incontable de generaciones, los seres humanos han evolucionado para descubrir los sabores que estimulan esos receptores a fin de conseguir la máxima nutrición a partir de nuestra dieta. Cuanto más estimula un alimento esos receptores, más satisfacción nos produce una comida. Y en la die-

---

11. Feldman, J. L., Baeza, J. & Denu, J. M. «Activation of the protein deacetylase SIRT6 by long-chain fatty acids and widespread deacylation by mammalian sirtuins». *J Biol Chem*, 288, 31350-6 (2013).

ta Sirtfood tenemos el menú definitivo para unas papilas gustativas felices, pues ofrece la máxima estimulación a través de los receptores del sabor. Para sintetizar esos sabores y los alimentos tomarás una dieta que los satisfagan: las siete principales sensaciones del sabor son dulce (fresas, dátiles), salado (apio, pescado); ácido (fresas); amargo (cacao, col rizada, achicoria, aceite de oliva virgen, té verde); astringente (té verde, vino tinto) y *umami* (soja, pescado, carne).

Hemos descubierto, significativamente, que cuanto mayores sean las propiedades activadoras de la sirtuina en un alimento, de manera más potente se estimulan esos centros del sabor y más gratificante nos parece el alimento que tomamos. Y es importante destacar que eso significa que satisfacemos con más rapidez nuestro apetito, y nuestro deseo de comer más se reduce en concordancia. Ésa es una razón clave para que los seguidores de una dieta rica en *Sirtfoods* se sientan satisfechos con mayor rapidez.

El cacao natural, por ejemplo, tiene un intenso sabor amargo, pero la agresividad de las técnicas de procesamiento elimina los flavanoles que activan la sirtuina y el chocolate producido en serie resulta insípido y sin carácter. Además, más tarde éste se emplea para elaborar dulces de chocolate muy azucarados. Llegados a ese punto, los beneficios para la salud han desaparecido por completo.

Esos mismos principios se aplican al aceite de oliva. Cuando se consume con un mínimo de procesamiento (virgen extra), tiene un sabor característico y una gran intensidad, además de un gusto vigorizante que se percibe en el fondo de la garganta. Pero cuando está refinado y procesado, el aceite de oliva pierde todo su carácter, su característico sabor y ese retrogusto en la garganta. De igual modo, el chile ojo de pájaro presenta una potencia activadora de la sirtuina mucho mayor que la de dos chiles estándares, y las fresas silvestres son muchísimo más sabrosas que las cultivadas debido a su mayor contenido en nutrientes activadores de la sirtuina.

Y no sólo eso, también descubrimos que los *Sirtfoods* por separado pueden desencadenar los receptores de sabores: el té verde es a la vez amargo y astringente, y las fresas tienen al mismo tiempo un sabor dulce y agrio.

BUENOS SABORES

Aunque no estés acostumbrado a algunos de los sabores de esos alimentos, pueden llegar a agradarte y llegarás a apreciarlos cada vez más. Sabemos que, por ejemplo, muchas personas se acostumbran tanto a los complejos sabores del chocolate negro con un gran porcentaje de cacao que luego ya no pueden ni siquiera pensar en pasarse a las versiones azucaradas de los productos de pastelería. Ahora incluso podemos encontrar chocolate negro con matices de otros sabores, como los de un buen vino. No hace falta ir tan lejos, pero lo cierto es que advertirás que tomar *Sirtfoods* de forma natural aportará a tu paladar amplias emociones y nuevos deleites.

Todo esto significa que el ser humano evolucionó en la búsqueda de una dieta rica en *Sirtfoods*, junto a proteínas saludables y ácidos grasos omega-3, a fin de satisfacer los deseos básicos de su apetito, y a la vez, de su salud. Este proceso evolutivo sucedió a lo largo de miles de años, sin que sepamos la razón, y nos aseguró el máximo beneficio por medio del consumo de esos alimentos.

Por desgracia, ahora ya no tomamos suficientes alimentos naturales que satisfagan nuestro apetito. En su lugar, hemos recurrido a alimentos industriales «vacíos», a los que se añaden en su procesamiento enormes cantidades de sal o de azúcar, y que finalmente no nos sacian, razón por la cual acabamos consumiendo un exceso de ellos. Pero la vuelta a los *Sirtfoods* significa una revolución gastronómica en la que la combinación de alimentos constituye un saciante natural del apetito.

UNA DIETA INCLUSIVA

Realicemos un experimento. Queremos que hagas una cosa muy simple: no pienses en un oso blanco…

¿En qué has pensado? En un oso blanco, claro está. ¿Por qué? Pues porque te hemos dicho que no lo hicieras. ¡No digas que sigues pensando en eso!

Ése fue el innovador experimento que el psicólogo Daniel Wegner llevó a cabo en 1987, en el que demostró que suprimir a la fuerza una serie de pensamientos lleva a una escalada paradójica y contraproducente de los mismos pensamientos que estamos intentando eliminar.[12] De manera que, en vez de bloquear nuestros pensamientos, lo que hacemos es preocuparnos de aquello que intentamos esquivar.

Como ya habrás deducido, este fenómeno no se aplica tan sólo a los osos blancos. Ocurre exactamente lo mismo cuando creamos villanos y restringimos una serie de alimentos para perder peso. Los estudios realizados demuestran que en realidad acabamos pensando más en ellos y con mayor frecuencia. Permanecen lejos de nosotros hasta que los comemos. Y, una vez rota la dieta y los pensamientos que soportábamos sobre alimentos «prohibidos», somos mucho más proclives a atiborrarnos.

Los científicos nos explican qué es lo que sucede. Todos tenemos una gran necesidad de ser autónomos, y cuando nos sentimos controlados, como cuando seguimos una dieta estricta, se crea un entorno negativo que nos hace sentir inquietos. Nos sentimos presos de esa negación y nos rebelamos contra ella. Nos rebelamos haciendo lo que nos han dicho que no debemos hacer, y mucho más de lo que habíamos hecho en primer lugar.

Eso nos sucede a todos, incluso a los que tienen un mayor autocontrol. No se trata de si, sino de cuándo. Los estudiosos creen ahora que ésa es la razón principal por la que podemos mantener las dietas e incluso ver resultados en las primeras etapas, pero fracasamos a largo plazo.

---

12. Wegner, D. M., Schneider, D. J.; Carter, S. R.; 3rd & White, T. L. «Paradoxical effects of thought suppression». *J Pers Soc Psychol,* 53, 5-13 (1987).

¿Significa eso que no sirve de nada ni tan siquiera intentar cambiar nuestros hábitos alimentarios? ¿Que estamos destinados al fracaso? No, significa que cuando hacemos un cambio, para llevarlo a cabo con éxito, necesitamos tomar nuestra propia decisión, de manera positiva y deseada. Ahora sabemos que para conseguirlo no hay que abordar una dieta de *exclusión*, sino de *inclusión*. En vez de focalizar tu energía en la negatividad de lo que no debes comer, céntrate en lo positivo: en lo que debes comer. Así evitas la reacción psicológica adversa. Y ése es el encanto de la dieta Sirtfood. Se trata de lo que introduces en tu dieta, no de lo que eliminas. Se trata de la *calidad* de los alimentos, no de la *cantidad,* de que quieres hacerlo porque te sientes satisfecho tomando alimentos magníficos y sabrosos con la certeza adquirida de que cada bocado te aporta un gran número de beneficios.

La mayoría de las dietas son un medio para llegar a un final, hay que seguirlas intentando no perder de vista el peso ideal. Pero finalmente eso pocas veces llega antes de que la dieta fracase, y si se consigue ese objetivo, raras veces se mantiene. La dieta Sirtfood es diferente, pues ella en sí es el objetivo. La etapa 1, en la que se reducen las calorías, es intencionadamente breve y dulce para asegurarnos de que se finaliza antes de cualquier respuesta negativa. El enfoque es tan sólo el de los *Sirtfoods*, y la motivación por tomar estos alimentos no es tan sólo el resultado final de perder peso. Se trata también, nada más y nada menos, que de apreciar y disfrutar de alimentos auténticos para llevar un estilo de vida sano y apropiado.

Y aquí está el truco: una vez obtienes los beneficios exclusivos de los *Sirtfoods*, satisfaciendo tu apetito para mejorar la calidad de vida, descubres que tus hábitos alimenticios y tus gustos cambian. Con la dieta Sirtfood, aquellos alimentos que antes habrían desencadenado una serie de reacciones negativas si te hubieran dicho que no los comieras dejan de parecerte atractivos y el control que ejercían sobre ti disminuye. Llegan a formar una parte mínima de tu dieta, y todo ello lo consigues sin ver ni una sola vez un oso blanco.

RESUMEN

- La dieta Sirtfood elige los *Sirtfoods* más potentes del planeta y los reúne en una manera práctica y sencilla de comer.

- Nos centramos en alimentos completos, no en suplementos aislados o en fármacos, que aportan una rica sinergia de componentes activadores de las sirtuinas.

- Además, lo aumentamos con la inclusión de otros ingredientes saludables, como alimentos ricos en leucina y los ácidos grasos del pescado, que hacen que los efectos de la dieta Sirtfood sean aún más potentes.

- Al contrario que las dietas modernas, los *Sirtfoods* satisfacen todos nuestros receptores del sabor, lo que significa que nos sentimos más gratificados por los alimentos que tomamos y nos sentimos saciados con mayor rapidez.

- La dieta Sirtfood es una dieta de inclusión, no de exclusión, lo que hace que sea el único tipo de dieta que lleva a perder peso con éxito y de manera prolongada.

8

Etapa 1: 3,2 kilos en siete días

Perder peso con éxito y con buena salud empieza con la etapa 1 de la dieta Sirtfood. Nos gusta llamarla etapa de superéxito, pues en ella empiezas dando un paso enorme hacia la consecución del cuerpo más esbelto y más delgado con nuestro método clínicamente probado de perder 3,2 kilos de peso en siete días. Esto se consigue con una importante combinación: un ayuno moderado y una dieta especialmente rica en *Sirtfoods*. Sigue paso a paso nuestras sencillas instrucciones y prepara las deliciosas recetas que te proporcionamos en este libro. Además de nuestro plan estándar de siete días, tenemos una versión sin carne que resulta adecuada tanto para vegetarianos como para veganos. Elige con total libertad la que prefieras.

Qué podemos esperar

Si eres como la mayoría de personas que siguen la etapa 1, puedes esperar perder alrededor de unos 3,2 kilos en este período. Pero recuerda que eso significa también ganar masa muscular, de modo que no te desanimes si no alcanzas esa pérdida. Los números de la báscula no reflejarán necesariamente todo el proceso. Como hemos visto, tanto en hombres como en mujeres es mucho más deseable perder grasa y ganar un poco de musculatura que tan sólo intentar perder el máximo peso posible. Tu báscula de baño es una manera de medir tus progresos, pero no necesariamente reflejará toda la verdad acerca de la grasa que pierdes y la mejora que consigues en cuanto a la composición de tu organismo. Entonces, ¿cuáles son las otras maneras de medir tus progresos?

En vez de quedarte tan sólo con la escala de la báscula, te animamos a que busques en tu cuerpo otros signos que te indicarán que tu organismo está cambiando. Pregúntate cómo te queda ahora la ropa. ¿Sientes los pantalones más anchos en torno a la cintura? O mejor aún: espera a recibir elogios de amigos y familiares acerca de que te ven más delgado y más en forma…

Es muy importante no estar pendiente de cuántos kilos vas a perder al cabo de siete días. Sabemos que quien se centra demasiado en conseguir una cifra determinada en vez de disfrutar implicándose de manera positiva en el proceso en sí tiene menos éxito. Una de las razones por las que creemos que nuestras pruebas fueron tan exitosas es porque ninguna de las personas participantes esperaba conseguir esos resultados. Cuando empezamos la prueba, esperábamos cierta pérdida de peso, pero nunca calculamos que el resultado en esa población relativamente sana y en forma fuera de una pérdida de 3,2 kilos. La mayoría de los participantes ni siquiera se consideraban personas con sobrepeso. Siguieron el plan por la salud y el bienestar que la combinación de *Sirtfoods* y un ayuno ligero les iba a aportar. Se embarcaron libremente en el plan de siete días motivados por el deseo de tener un cuerpo más saludable y en forma.

Te animamos a que, al igual que ellos, pongas igual de énfasis en medir otros resultados, tales como cambios en tu sensación de bienestar, en tu energía y en el aspecto de tu piel. También puedes medir tu salud metabólica y cardiovascular en la farmacia de tu barrio, y comprobar los cambios en cosas como la presión arterial, el nivel de azúcar en sangre y en las grasas como el colesterol y los triglicéridos.

Pero sobre todo te animamos a que te impliques de manera positiva y en disfrutar en el proceso. Durante esos siete primeros días, comprobarás el poder de los *Sirtfoods*, y con ello aprenderás, además, muchas cosas interesantes acerca de los alimentos que estás tomando y por qué son tan beneficiosos.

Y queremos que te des cuenta de que la dieta Sirtfood no es tan sólo un fin, sino la base de un futuro de un organismo más sano y más en forma: el tuyo. Un cuerpo en el que no sólo podrás mantener esos beneficios, sino con el que desarrollarás una relación más positiva con los alimentos que tomes, valorando el poder de la inclusión por encima del de la exclusión.

Etapa 1

La etapa 1 de la dieta Sirtfood se basa en dos etapas diferenciadas:

Días 1 a 3. Son los más intensivos. Durante este período puedes tomar un máximo de 1.000 calorías, a saber:

- 3 batidos *Sirtfood* verdes.
- 1 plato principal.

Días 4 a 7. Aumentarás las calorías a 1.500 al día y consistirán en:

- 2 batidos *Sirtfood* verdes.
- 2 platos principales.

El uso de los batidos y de los alimentos completos es parte integral de la dieta Sirtfood. Los zumos ofrecen un máximo beneficio, ya que contienen una concentración extraordinaria de *Sirtfoods* y su consumo es muy fácil. Tomar *Sirtfoods* en zumos o batidos aporta también grandes ventajas en cuanto a la absorción de sus nutrientes. Uno de los ingredientes de un zumo verde puede ser, por ejemplo, el té verde matcha. Cuando consumimos el activador de la sirtuina EGCG (que se encuentra en cantidades elevadas en el té verde) en zumo, sin alimento alguno (sobre todo sin proteínas), su absorción es superior a un 65 %.[1]

Y, por otra parte, el consumo de alimentos completos o integrales tiene también grandes ventajas. Muchos *Sirtfoods* contienen cantidades significativas de los llamados polifenoles no extraíbles (NEPP). Se trata de polifenoles, que incluyen activadores de la sirtuina, que se encuentran en la parte fibrosa de los alimentos, y que sólo se liberan cuando son descompuestos por las bacterias de nuestros intestinos. Dado que en los zumos eliminamos la fibra de los alimentos, si confiáramos sólo en ellos perderíamos todos esos valiosos NEPP.

La clave es extraer lo más valioso de ambas formas de alimentación combinándolas. Los vegetales de hojas verdes tienen bajos niveles de NEPP, de modo que lo más adecuado es tomarlos completos y disfrutar de ellos como parte de nuestras comidas.

En lo referente al consumo de zumos y alimentos sólidos, debemos seguir unas cuantas reglas. En última instancia es necesario incluir su consumo en nuestro día a día, pero para conseguir el mejor resultado, mencionamos unas reglas básicas:

- Lo mejor es repartir los tres zumos a intervalos regulares a lo largo del día, y no tomarlos demasiado seguidos.
- Los zumos vegetales deben consumirse al menos una hora antes o dos horas después de la comida.
- La comida principal debe realizarse antes de las 19:00 horas.

La razón por la que aconsejamos no comer después de las 19:00 horas es para poder mantener unos hábitos alimentarios que estén en sintonía con nuestro reloj biológico. Todos tenemos un reloj corporal

---

1. Bohn, T. «Dietary factors affecting polyphenol bioavailability». *Nutr Rev,* 72, 429-52- (2014).

que marca los llamados ritmos circadianos, los cuales regulan muchas de las funciones naturales de nuestro organismo según la hora del día. Entre otras cosas, esos ritmos influyen en el modo en que el organismo utiliza el alimento que tomamos. Estudios realizados muestran que cuando el alimento se consume en horas tempranas se aprovecha mejor la energía que aporta, mientras que si se toma a última hora del día su procesamiento es diferente, y es más fácil que se almacene en el organismo en forma de grasa. Tiene sentido, pues la primera hora del día es el momento en el que estamos más activos y requiere más energía, pero, a última hora, el organismo se prepara para descansar y dormir, y su demanda de energía decae. A eso se le llama el reloj de la grasa corporal, y comer en consonancia con él ayuda a conseguir mejores resultados. De hecho, ahora se sabe que la activación de la sirtuina mejora los ritmos circadianos,[2] lo que significa que tomar *Sirtfoods* a primera hora del día puede mejorar nuestro reloj de la grasa corporal y acelerar la energía que quemamos durante ese período de tiempo de manera más efectiva.

GUÍATE POR TU APETITO

Una de las cosas sorprendentes que observamos en nuestro estudio es que las personas que siguieron el plan de siete días no se mostraron tan hambrientas como esperábamos. De hecho, era mucho más habitual oírles decir que en realidad no podían acabarse toda la comida y que al final acababan forzándose para tomársela.

No queremos que hagas eso. Nuestro consejo es que te prepares las comidas siguiendo las instrucciones, pero que comas sólo lo que te apetezca. Si tienes hambre y te lo acabas todo, está bien, pero si consi-

---

2. Quinones, M., Al-Massadi, O., Ferno, J. & Nogueiras, R. «Cross-talk between SIRT1 and endocrine factors: effects on energy homeostasis». *Mol Cell Endocrinol*, 397, 42-50 (2014).

deras que en un momento dado ya te sientes lleno, entonces detente, aunque todavía tengas comida en el plato.

QUÉ BEBER

En la etapa 1, además de los tres batidos verdes diarios recomendados, puedes tomar otras bebidas, que deben ser no calóricas, como, por ejemplo, agua, café solo o té verde.

Hay quien se sorprende de que en esta etapa de la dieta no sólo permitamos tomar café, sino que además animemos a hacerlo. Recuerda que el café es un *Sirtfood*, y si bien la creencia popular es que el café es malo, existen muchos estudios que muestran que beber café reporta numerosos beneficios para la salud. Nuestro consejo es que lo tomes solo, sin leche, ya que algunos investigadores han informado de que la añadirle leche puede reducir la absorción de nutrientes beneficiosos que activan la sirtuina.[3] Lo mismo se ha descubierto en el té verde,[4] pero en este caso la adición de un poco de zumo de limón aumenta la absorción de sus nutrientes.[5]

Lo único que hay que tener en cuenta es que no se debe aumentar de repente el consumo habitual de café. La falta de cafeína puede hacer que te sientas durante un par de días un poco decaído, mientras que un aumento de ésta puede ser incómodo si eres sensible a sus efectos.

Somos conscientes de que hay personas que no beben café, y que prefieren el té. Si es así, no tenemos nada que decir, ya que el té puede incluirse muy bien en la dieta (incluso si le agregas unas gotitas de le-

3. Duarte, G. S. & Farah, A. «Effect of simultaneous consumption of milk and coffee on chlorogenic acids bioavailability in humans». *J Agric Food Chem,* 59, 7925-31 (2011).
4. Hursel, R., Westerterp-Plantenga, M. S. «Consumption of milk-protein combined with green tea modulates diet-induced thermogenesis». *Nutrients,* 3, 725-33 (2011).
5. Green, R. J., Murphy, A. S., Schulz, B., Watkins, B.A. & Ferruzzi, M. G. «Common tea formulations modulate in vitro digestive recovery of green tea catechins». *Mol Nutr Food Res,* 51, 1152-62 (2007).

che). Lo mismo es válido para quienes prefieren el té blanco, muy parecido al té verde.

Recuerda que ésta es la etapa de los grandes resultados y debe reconfortarte la idea de que tratándose tan sólo de una semana, vale la pena ser un poco más disciplinado. En esa semana, el alcohol sólo se incluye como ingrediente de cocina, y, dado que cuentas con muchos batidos vegetales para beber y todo un mundo de *Sirtfoods* por explorar, debemos ignorar los refrescos y los zumos de fruta. Si sientes ansia por tomarlos, piensa en esa semana como en una oportunidad para intentar obviarlos; siempre puedes añadir algunas unas fresas troceadas en un vaso de agua natural o mineral y crear tu propia agua infusionada con *Sirtfoods*. Si la dejas en la nevera durante un par de horas, tendrás una bebida deliciosa, una alternativa a los refrescos y zumos comerciales. Disfruta creando diversas combinaciones y sabores añadiendo al agua limón, lima, pepino, menta o albahaca, y descubriendo cuál te gusta más.

¿Qué necesito para empezar?

Lo único que necesitas para seguir la dieta Sirtfood es un exprimidor o una batidora para elaborar los batidos vegetales que tomarás a diario. Existen muchísimos tipos, así que no nos detendremos en ese tema. Si no dispones de ninguno en casa, consigue uno que se adapte a tu presupuesto.

¿LOS ALIMENTOS DE LA DIETA SON FÁCILES DE CONSEGUIR?

La mayoría de los 20 alimentos *Sirtfood* te resultarán familiares, y todos son fáciles de conseguir, ya sea en el supermercado de tu barrio, en el mercado o en la tienda de productos naturales. Pero hay algunas excepciones.

La primera de ellas es el té matcha, un ingrediente esencial en los batidos vegetales. El matcha es un tipo de té verde que se encuentra fácilmente en internet, en las tiendas de productos dietéticos y ahora, cada vez más, empieza a verse en los supermercados.

Existe una gran variedad de precios, y algunas marcas son muy caras, así que busca bien. El matcha proviene de Japón y de China, si bien el que procede de este último país puede estar contaminado, sobre todo por plomo (incluso las marcas de cultivo ecológico), a causa de la gran contaminación que existe en ese lugar. Aconsejamos que compres marcas japonesas.

El segundo *Sirtfood* menos conocido y, por desgracia, poco habitual en la cocina es una planta llamada levístico. Lo bueno es que es fácil de cultivar en casa, tan sólo necesitas unas cuantas semillas, sembrarlas en una bandeja o una maceta y colocarlas en la repisa de una ventana. Pero todavía es más fácil acudir a un centro de jardinería, comprar una maceta y cuidarla en casa. En internet también encontrarás semillas y plantas de levístico. Aunque somos unos entusiastas del levístico y nos encantaría ver cómo aumenta su consumo, sabemos que conseguirlo requiere cierto esfuerzo, y no deseamos que ello te suponga un problema que te impida empezar. Animamos a que lo incluyas en la dieta, pero no te preocupes si no puedes hacerlo. También experimentarás los múltiples beneficios del resto de *Sirtfoods*.

El último es el trigo sarraceno o alforfón. El hecho de que el alforfón destaque sobre otros cereales comunes tal vez se deba a que no es propiamente un cereal, sino que es más adecuado referirse a él como un «pseudocereal». Maravilloso hidrato de carbono y fuente de proteínas, así como extraordinario *Sirtfood*, constituye una gran alternativa a los cereales más comunes y usados, y se cree que en realidad es una planta muy relacionada con el ruibarbo.

El alforfón se encuentra en muchos supermercados y cada vez se está haciendo más popular, aunque en pastelillos, copos y pasta es más fácil encontrarlo en las tiendas de dietética o en algunos sitios de internet. En nuestras recetas hay también fideos de alforfón (llamados *soba*).

Es fácil encontrarlos en los supermercados, pero hay que comprobar bien el etiquetado, ya que a veces se venden combinados con trigo. Si deseas sacar el máximo provecho de ellos o tienes problemas con el gluten, comprueba que los fideos sean cien por cien alforfón.

El zumo *Sirtfood*

El zumo vegetal es una parte esencial de la etapa 1 de la dieta Sirtfood. Todos sus ingredientes son potentes *Sirtfoods* y cada zumo proporciona un cóctel de componentes naturales como son la apigenina, el kampferol, la luteolina, la quercitina y el EGCG, que trabajan en sinergia para activar las sirtuinas y favorecer la pérdida de grasa. Tan sólo debemos añadirle un poco de manzana para darle sabor y un toque de limón. No te excedas con el limón. Su acidez natural protege, estabiliza e incrementa la absorción de los nutrientes activadores de las sirtuinas que contiene esta bebida.

Si deseas más información sobre este zumo vegetal deberás conocer los ingredientes que vas a usar para prepararlo:

- Col rizada.
- Rúcula.
- Perejil.
- Levístico (opcional).
- Apio verde, hojas incluidas.
- Té verde matcha.

COL RIZADA

Somos escépticos con respecto a la última moda de los «superalimentos». ¿Se trata de ciencia o de intereses comerciales? Hay pocos alimentos que se hayan explotado en los últimos tiempos de una manera tan radical como la col rizada. Descrita como la reina de las *Brassica*, la madre de los vegetales, la col rizada se ha convertido en la verdura que todos los entusiastas seguidores de la salud persiguen y ensalzan. Incluso existe el Día Nacional de Kale (col rizada), que se celebra en octubre. Pero no tienes que esperar ese día para mostrarle tu apoyo porque también existen camisetas con frases como «Fuerte gracias a kale» y «En lo más alto con kale». Eso ya nos basta para conectar nuestro sistema de alarma. Llenos de dudas, empezamos a investigar, y finalmente tuvimos que admitir que en realidad merecía todos los elogios que se han dicho sobre ella (aunque seguimos sin aconsejar la camiseta). La razón por la que somos partidarios de la col rizada es porque contiene una gran cantidad de nutrientes como la quercitina y el kampferol, lo que la hace imprescindible en cualquier dieta y un ingrediente clave en nuestro zumo *Sirtfood*. Y lo más maravilloso de esta col es que, al contrario que los exóticos, carísimos y difíciles superalimentos, podemos encontrarla en todas partes.

RÚCULA

Otro ingrediente de nuestro zumo es la rúcula. Cultivada ya en la antigua Roma, en la que se veneraba como un potente afrodisíaco, resultó extremadamente popular en toda Europa durante la Edad Media, pero pasó de moda cuando en la Inglaterra victoriana cambiaron los hábitos alimenticios. Es muy aromática y tiene un peculiar toque picante. Además de utilizarla en los zumos, su agradable sabor la hace idónea como base de cualquier ensalada, ya que combina muy bien con un aderezo de aceite de oliva virgen extra.

Podemos encontrar dos tipos de rúcula: la de ensalada, llamada también arúgula, y la silvestre. Cualquiera de las dos es igualmente excelente y sabrosa, para ser utilizada como *Sirtfoods*.

PEREJIL

El perejil es un buen recurso culinario que aparece con mucha frecuencia en las recetas, el imprescindible toque verde de todas las salsas.

En el mejor de los casos, se sirve troceado y añadido como una idea de último momento; en el peor, una ramita solitaria sirve como decoración. De un modo u otro, suele permanecer abandonado en la bandeja cuando ya nos hemos comido todo lo demás. Es un recurso que proviene de la antigua Roma, una guarnición que servía para refrescarse la boca después de la comida, pero que no formaba en realidad parte de ella. Y eso es una lástima porque el perejil es un alimento fantástico, con un sabor especial y fresco, lleno de carácter. Dejando de lado su sabor, lo que hace que el perejil sea tan especial es que se trata de una fuente excelente de apigenina, un nutriente activador de la sirtuina que es raro encontrar en otros alimentos de manera significativa. En vez de utilizarlo siempre cual confeti culinario, ya es hora de que empecemos a apreciarlo como todo un alimento en sí mismo, algo que merece por méritos propios y por los maravillosos beneficios que aporta para la salud.

LEVÍSTICO

El levístico es una de las hierbas culinarias más antiguas del mundo, y hubo un tiempo en que era de las más populares. Se trata de una planta extremadamente versátil con un sabor que recuerda tanto al apio como al perejil, aunque es más fuerte e intenso. Al igual que la rúcula estaba considerado un afrodisíaco, y Carlomagno lo tenía en sus jardines, y era conocido como «el perejil del amor». Se dice que fueron los británicos quienes lo introdujeron entre los romanos, y éstos lo aceptaron con rapidez como su condimento culinario favorito. Por desgracia, esta deliciosa planta, en su día ingrediente básico de las ensaladas, ha caído en desuso. Pero hemos vuelto a sentir predilección por el levístico, y queremos que vuelva a ser protagonista de nuestros platos y de nuestros jardines de plantas aromáticas. Y esto se debe a que no sólo es delicioso, sino también una extraordinaria fuente de quercitina, otra sustancia activadora de la sirtuina. Así pues, en vez de ignorar esta maravillosa, aunque muy olvidada hierba culinaria, ha llegado la hora de que vuelva a aparecer en nuestros platos.

APIO

El apio se conoce desde hace miles de años, pero sus primeras variedades eran muy amargas, por lo que se consideraba una planta medicinal. Cuando empezaron a desarrollarse variedades más dulces, el apio adquirió notoriedad, y en Inglaterra destacó en la época victoriana, cuando llegó a consolidarse como una tradicional ensalada verde. Cabe destacar que existen dos tipos de apio: el apio blanco amarillento y el verde Pascal.

El blanqueo del apio es una técnica que se ha desarrollado para reducir el característico sabor de esta planta, que algunos consideraban demasiado intenso. Lo que se consigue, además de reducir su sabor, es que el apio tenga menos propiedades activadoras de la sirtuina. Por suerte, esa moda está cambiando y la gente pide ahora que tenga su característico sabor, de modo que se está volviendo a la variedad de un verde más intenso. El apio verde se encuentra en todos los buenos supermercados, y éste es el que aconsejamos para los batidos o zumos y las comidas. Las partes que más nutrientes tienen son el corazón y las hojas.

TÉ VERDE MATCHA

Piensa en el matcha como en un té verde normal. Este té verde en polvo está considerado por los japoneses como un tesoro, y los monjes budistas lo han utilizado tradicionalmente en la ceremonia del té (*sadō*); además, es sobre todo popular entre los samuráis, la realeza y las clases altas. En el siglo XI, un monje budista lo describía como un remedio médico fundamental con la capacidad de proporcionar una vida más rica y completa.

El té matcha se cultiva en un 90 % de sombra, mientras que el té verde común se cultiva a plena luz del sol. Las hojas de matcha se trituran con un molino de piedra hasta que se convierten en un polvo fino. Al contrario que el té verde, que se bebe como infusión, el té matcha se disuelve en agua y, a continuación, se toma. El resultado de consumirlo de este modo es que, en comparación con otros tipos de té verde, se obtienen cantidades mayores de su componente EGCG, activador de la sirtuina.

Zumo *Sirtfood* (1 ración)

2 puñados generosos de col rizada (75 g)
1 puñado generoso de rúcula (30 g)
1 puñado escaso de hojas de perejil (5 g)
1 puñado escaso de hojas de levístico (5 g, opcional)
150 g de apio verde (2 o 3 tallos), hojas incluidas
½ media manzana verde
el zumo de ½ limón
½ cucharadita de té matcha*

* en los días 1 a 3, añadir tan sólo a los dos primeros zumos del día; en los días 4 a 7 añadir a ambos zumos.

Observa que si bien en nuestra prueba piloto el peso era exactamente el indicado en las listas, nuestra experiencia nos ha demostrado que las cantidades en puñado funcionan muy bien. De hecho, se ajustan a la cantidad de nutrientes que precisa cada individuo estándar. Las personas más corpulentas suelen tener manos más grandes y, por consiguiente, la cantidad de nutrientes que miden es proporcional a los nutrientes *Sirtfood* que necesitan, y lo mismo ocurre con las personas más pequeñas.

Preparación
Mezcla todos los ingredientes (col rizada, rúcula, perejil y levístico, si se usa,) y prepara el zumo. Según el aparato que usemos, el zumo puede quedar mejor o peor; a veces hay que volver a pasarlos antes de añadir más ingredientes. El objetivo es conseguir unos 50 ml de zumo.

Ahora añade la manzana y el apio.

Puedes pelar el limón y agregarlo, pero es más fácil exprimirlo antes a mano. En este paso tienes que obtener unos 250 ml de zumo en total, o quizás un poco menos.

Cuando tengas el zumo listo para servir, incorpora el té matcha. Vierte un poco de zumo en un vaso, añade el matcha y remueve enérgicamente con la ayuda de un tenedor o una cucharilla. Sólo utilizamos el té matcha en las dos primeras tomas del día, pues contiene un poco de cafeína (la misma cantidad que una taza de té verde). A las personas que no estén acostumbradas a tomar té es posible que les quite un poco el sueño si lo toman tarde.

Una vez que el matcha esté bien disuelto, vierte el resto del zumo. Vuelve a removerlo. Ya está listo para beber. Puedes añadirle el agua que desees.

Puedes hacer cada zumo por separado, y tomarlo cuando lo desees, o puedes preparar todos los zumos a la vez cada día, a primera hora de la mañana y conservarlo en la nevera para cuando lo necesites, pues no perderá sus propiedades. Se sabe que los polifenoles activadores de la sirtuina duran al menos tres días; después, sus efectos empiezan a ser más reducidos, de modo que si vas mal de tiempo puedes muy bien elaborar los zumos un día antes siempre que los conserves en la nevera y al resguardo de la luz.

Etapa 1: guía para los 7 días

DÍA 1

Hoy es el día que inicias tu nuevo y excitante viaje a la dieta Sirtfood. Empezamos las comidas semanales con un salteado rápido y fácil de elaborar, además de muy sabroso. No es tan sólo una cuestión de comodidad que los salteados sean una opción primordial, sino que también son un método muy eficaz para conservar las propiedades de los ingredientes.

Utiliza cebollas rojas. Las hemos incluido por su alto contenido en quercitina. Este tipo de cebollas son todo un éxito en este aspecto; sin embargo, las cebollas estándar amarillas no se quedan atrás. Las cebollas rehogadas pierden el 30 % de su contenido en quercitina, pero esa cantidad asciende a un 65 % cuando se preparan en el microondas, y hasta un 80 % si se cuecen.[6] De modo que salteadas no sólo tienen mucho más sabor, sino que además poseen abundantes polifenoles.

Hoy también introducimos el trigo sarraceno. Muy popular en Japón, todo empezó con los monjes budistas que hacían largos viajes a las montañas llevando como único sustento un cazo y una bolsa de trigo sarraceno. Y es que todo lo que necesitaban era este alimento, con abundantes propiedades nutritivas, que hacían que se mantuvieran en forma durante semanas. Como verás, somos grandes admiradores del trigo sarraceno, puesto que es una de las mejores fuentes de activación de las sirtuina: la rutina. Es tan versátil como cualquier otro cereal y no contiene gluten; por tanto, es una opción excelente para quienes son intolerantes a esa sustancia.

Día 1, a consumir:

- 3 zumos *Sirtfood* (pág. 95)
- 1 plato principal (estándar o vegetariano, *véase* inferior).

Toma los zumos a diferentes horas del día (por ejemplo, a primera hora de la mañana, a media mañana y a media tarde) y elige un plato principal de los que te ofrecemos:

---

6. Crozier, A., Lean, M. E., McDonald, M. S. & Black, C. «Quantitative analysis of the flavonoid content of commercial tomatoes, onions, lettuce, and celery». *Journal of Agricultural and Food Chemistry,* 45, 590-595 (1997).

Langostinos salteados al estilo asiático con fideos de alforfón (pág. 188)

+

De 15 a 20 g de chocolate negro con un 85 % de cacao
(*véase* inferior)

o

Miso y tofu glaseado con sésamo y verduras salteadas
con jengibre y chile
(plato vegano, pág. 180)

+

De 15 a 20 g de chocolate negro con un 85 % de cacao

DÍA 2

Bienvenido al día 2. La fórmula empieza del mismo modo que el día 1; lo único que cambia es el plato principal. Hoy se repite el chocolate negro, y mañana también será así. En realidad, para incluir esta maravilla de alimento no se necesitan excusas. En el capítulo 7 veremos los extraordinarios beneficios para la salud que aporta el cacao, un delicioso *Sirtfood* del que estamos enamorados desde hace cuatro milenios.

En las antiguas civilizaciones, como la de los aztecas y la de los mayas, el cacao estaba considerado como un alimento sagrado y solía reservarse a la élite y a los guerreros, a quienes se servía en los banquetes para que vieran aumentar su lealtad y su compromiso. El cacao gozaba de tal consideración que se usaba como moneda de cambio. En aquella época se servía por lo general como una bebida espumosa. Pero hay otras maneras de integrar en la dieta la dosis diaria de cacao y no es mediante el chocolate. El chocolate con leche, refinado y muy azucarado que solemos consumir no se incluye. Para conseguir el distintivo de *Sirtfood*, el chocolate debe contener un 85 % de cacao sólido, pero aun así, dejando de lado el porcentaje de cacao, hay que tener en cuenta que no todo el chocolate se elabora del mismo modo. Con frecuencia es tratado con un agente alcalinizante (el llamado «proceso holandés») a fin de reducir su acidez y conferirle un color más oscuro. Por desgracia, este proceso disminuye muchísimo sus flavanoles, activadores de sirtuina, lo que afecta a sus propiedades beneficiosas de la salud. Si bien en Estados Unidos ese tipo de chocolate lleva una etiqueta en la que se indica claramente «procesado alcalinamente», en el Reino Unido y en muchos otros países no es así, lo que hace difícil saber qué marca elegir para poder obtener los verdaderos beneficios del cacao. Pues bien, nos complace compartir contigo los frutos de nuestras investigaciones y decir que en la elaboración del chocolate en barra Lindt Excellence con un 85 % de cacao no se sigue ese procedimiento alcalinizante y, por tanto, es el producto que nosotros elegimos.

El día 2 aparecen las alcaparras. Si no las conoces demasiado, añadiremos que son sabrosas, de color oscuro, similares a perdigones, y uno de los alimentos más sencillos de los que presentamos aquí. En realidad se trata de los capullos de un arbusto que crece en el Mediterráneo y se cosechan a mano, pero hay que decir que está a la cabeza de los *Sirtfoods*, al estar repletas de nutrientes como la quercitina y el kempferol, grandes activadores de la sirtuina. Las alcaparras son el modelo de las grandes cosas presentes en envoltorios pequeños. Si no sabes cómo usarlas, no te sientas abrumado, vamos a hacer que te enamores de estos diminutos y maravillosos nutrientes, que, combinados con los ingredientes adecuados, aportan un sabor inimitable y un toque maravilloso en cualquier plato con estilo.

Día 2, a consumir:

- 3 zumos *Sirtfood* (pág. 95)
- 1 plato principal (estándar o vegetariano, *véase* inferior).

Toma los zumos a diferentes horas del día (por ejemplo, a primera hora de la mañana, a media mañana y a media tarde) y elige un plato principal de los que te ofrecemos:

Escalopa de pavo con alcaparras, perejil y salvia con guarnición
de «cuscús» de coliflor (pág. 201)

+

De 15 a 20 g de chocolate negro con un 85 % de cacao

o

Col rizada y *dahl* con trigo sarraceno y cebolla roja (pág. 174)

+

De 15 a 20 g de chocolate negro con un 85 % de cacao

DÍA 3

Ahora ya estás en el tercer día, y si bien la fórmula es la misma que los días 1 y 2, ha llegado el momento de emplear las especias.

Durante cientos de años, el chile ha formado parte en todo el mundo de la experiencia gastronómica. Desde que los chiles llegaron por primera vez a Europa en uno de los viajes de Colón, a finales del siglo xv, fueron aceptados como parte esencial de nuestra cocina. En cierto modo es desconcertante que llegáramos a enamorarnos de ellos. Su picor es un mecanismo de defensa de la planta para causar dolor y disuadir a los predadores para que no lo coman, aunque nosotros disfrutamos de él. Hay algo místico en este alimento y nuestra afición por él.

Un sorprendente estudio mostró que tomar chiles en compañía incrementa la colaboración entre los individuos.[7] Y desde la perspectiva de la salud sabemos que el seductor calor que genera es extraordinario para activar las sirtuinas y estimular el metabolismo. Las aplicaciones culinarias de los chiles son infinitas, y ofrecen un estímulo *Sirtfood*. Aun sabiendo que no todo el mundo es aficionado a las comidas muy especiadas o picantes, te animamos a que consideres añadir a tus comidas una pizca de chile, sobre todo cuando las investigaciones más recientes han demostrado que quienes toman alimentos picantes

---

7. Bastian, B., Jetten, J. & Ferris, L. J. «Pain as social glue: shared pain increases cooperation». *Psychol Sci*, 25, 2079-85 (2014).

tres o más veces por semana tienen un índice de mortalidad un 14% inferior que quienes los toman sólo una vez por semana.[8] En una entrevista concedida a la revista *Time*, el chef David Thompson, experto en comida tailandesa, afirmó: «Lo bueno de los chiles no es tan sólo su picor, sino el modo en que realzan los sabores de los otros ingredientes. No se trata de saturar los platos con chiles, sino de establecer un contrapunto con algo salado, amargo o dulce, o aumentar la sensación de las texturas del plato». El chile llamado «ojo de pájaro» (a veces también se le denomina chile tailandés) es nuestro favorito, ya que tiene las mejores credenciales como *Sirtfood*.

Éste es el último día en que tomarás tres zumos vegetales diarios (al día siguiente se reducirán a dos), por ello es un buen momento para prestar atención a las otras bebidas que recomendamos en la dieta Sirtfood. Conocemos los beneficios del té verde, y la inclusión de agua no sorprenderá a nadie, pero… ¿qué ocurre con contemplar el café como un *Sirtfood*? Más de la mitad de nosotros bebe al menos un café al día, aunque eso conlleva sentir cierta culpabilidad, pues se nos ha hecho creer que el café es un vicio y de algún modo un hábito poco sano. Pero nada más lejos de la realidad, pues los estudios muestran que el café es un verdadero tesoro, una combinación de componentes vegetales beneficiosos. En esos estudios se explica por qué los bebedores de café corren mucho menos riesgo de sufrir diabetes,[9] así como ciertos cánceres[10] y enfermedades neurodegenerativas.[11] Y lo que es más iróni-

8. Lv, J. *et al.*, «Consumption of spicy foods and total and cause specific mortality: population based cohort study». *BMJ*, 351, h3942 (2015).
9. Ding, M., Bhupathiraju, S. N.; Chen, M., van Dam, R. M. & Hu, EB. «Caffeinated and decaffeinated coffee consumption and risk of type 2 diabetes: a systematic review and a dose-response meta-analysis» *Diabetes Care*, 37, 569-86 (2014).
10. Bohn, S. K., Blomhoff, R. & Paur, I. «Coffee and cancer risk, epidemiological evidence, and molecular mechanisms». *Mol Nutr Food Res* 58, 915-30 (2014).
11. Wirdefeldt, K., Adami, H. O., Cole, P., Trichopoulos, D. & Mandel, J. «Epidemiology and etiology of Parkinson's disease: a review of the evidence». *Eur J Epidemiol*, 26 Suppl1, Sl-58 (2011).

co: lejos de ser una toxina, el café en realidad protege el hígado y hace que esté más sano.[12] Aun así, sabemos que el café no es para todo el mundo y que hay personas muy sensibles a los efectos de la cafeína, pero si tú disfrutas con el café, por lo que a nosotros concierne, te esperan buenos momentos.

Día 3, a consumir:

- 3 zumos *Sirtfood* (pág. 95)
- 1 plato principal (estándar o vegetariano, *véase* inferior)

Toma los zumos a diferentes horas del día (por ejemplo, a primera hora de la mañana, a media mañana y a media tarde) y elige un plato principal de los que te ofrecemos:

Pechuga de pollo aromatizada con col rizada y cebolla acompañada con salsa de tomate y chile (pág. 195)

+

De 15 a 20 g de chocolate negro con un 85 % de cacao

o

Tofu asado con *harissa* y «cuscús» de coliflor (pág. 182)

+

De 15 a 20 g de chocolate negro con un 85 % de cacao

DÍA 4

Ha llegado el día 4, el ecuador de tu viaje para conseguir un cuerpo más ligero y esbelto. El gran cambio con respecto a los días anteriores es que ahora dejarás uno de los zumos vegetales y lo sustituirás por un segundo plato diario. A partir de ahora, y para los días que

---

12. Masterton, G. S. & Hayes, P. C. «Coffee and the liver: a potential treatment for liver disease?». *Eut J Gastroenterol Hepatol,* 22, 1277-83 (2010).

restan, tomarás diariamente dos zumos verdes y dos deliciosos platos *Sirtfood*.

Incluir dátiles medjool en un listado de alimentos que fomentan la pérdida de peso y crean salud puede resultar sorprendente, sobre todo si afirmamos que los dátiles medjool contienen nada menos que un 66 % de azúcar. El azúcar no posee ninguna propiedad activadora de las sirtuinas. Es más, está relacionado con la obesidad, las cardiopatías y la diabetes, bastante alejado de lo que queremos conseguir. Pero los azúcares refinados y procesados son muy diferentes del azúcar que aporta un alimento de manera natural, equilibrado con polifenoles: los dátiles medjool. A diferencia del azúcar normal, los dátiles medjool, cuando se toman con moderación, no tienen tan apenas efectos apreciables en cuanto al aumento de azúcar en sangre;[13] es más, consumirlos significa sufrir menos diabetes y menos enfermedades cardiovasculares.

Durante siglos, los dátiles han sido un alimento estrella en todo el mundo, y en las últimas décadas ha surgido un gran interés científico en torno a ellos, por lo que están emergiendo como un fármaco potencial en numerosas enfermedades.[14-15] En ese sentido, puedes estar seguro de que su deliciosa inclusión en el muesli Sirt de hoy no hace otra cosa que reforzar sus beneficios para la salud. Ahí estriba la singularidad y el poder de la dieta Sirtfood: se trata de una dieta que rechaza los dogmas y permite que te des algún capricho dulce con moderación sin sentirte culpable.

Al menú le añadimos también achicoria. Al igual que la cebolla, la variedad roja es mejor, pero esta última también es un *Sirtfood*. La

---

13. Alkaabi, J. M. *et al.*, «Glycemic indices of five varieties of dates in healthy and diabetic subjects». *Nutr J*, 10, 59 (2011).

14. Vayalil, P. K., «Date fruits (Phoenix dactylifera Linn): an emerging medicinal food». *Crit Rev Food Sci Nutr*, 52,249-71 (2012).

15. Baliga, M. S., Baliga, B. R. V., Kandathil, S. M.; Bhat, H. P. & Vayalil, P. K. «A review of the chemistry and pharmacology of the date fruits (Phoenix dactylifera L.)». *Food Research International*, 44, 1812-1822 (2011).

achicoria roja es un poco más difícil de encontrar en algunos sitios, aunque la amarilla es una alternativa perfectamente válida. Si alguna vez te has quedado en blanco respecto a cómo incrementar el consumo de achicoria, piensa que puedes añadir las hojas en una ensalada y quedará muy bien. Su sabor un poco amargo encajará a la perfección con el sabor fuerte del aceite de oliva del aderezo. Para algunos es un sabor difícil, pero según el crítico de cocina Hugh Fearnley-Whittingstall, «una vez te ha pillado, ya no te suelta nunca».

Día 4, a consumir:

- 2 zumos *Sirtfood* (pág. 95)
- 2 platos principales (estándar o vegetariano, *véase* inferior).

Toma los zumos en diferentes momentos del día (por ejemplo, el primer zumo a primera hora o a media mañana, y el segundo a media tarde) y elige los dos platos principales de la opción estándar o vegana:

COMIDA 1: muesli Sirt (pág. 162)
COMIDA 2: filete de salmón a la plancha con achicoria caramelizada y ensalada de rúcula y apio (pág. 191)

o

COMIDA 1: muesli Sirt (pág. 162)
COMIDA 2: guiso toscano de alubias (pág. 184)

DÍA 5

Ya has llegado al día 5, y aquí es donde las cosas empiezan a frustrarse. En los últimos años la fruta ha sido cada vez más vilipendiada, ahondando en la creciente pasión contra el azúcar. Por suerte para los amantes de las bayas, esa terrible reputación no es merecida. Las fresas tienen un contenido muy bajo en azúcar: tan sólo contienen una cucharita de azúcar por cada 100 gramos. Tomar una cantidad adicional de azúcar produce grandes efectos en el modo en el que el organismo trata los hidratos de carbono azucarados. Lo que los investigadores han descubierto es que si añadimos fresas a los hidratos de carbono azucarados, se reduce la demanda de insulina, lo que hace que el alimento sea un productor de energía constante.[16] De modo que las fresas son una magnífica adición en cualquier dieta para mejorar la salud y perder peso. Esta fruta es, además, deliciosa y extremadamente versátil, como comprobarás en la adaptación *Sirtfood* del clásico, refrescante y ligero tabulé de Oriente Medio.

El *miso*, las alubias de soja fermentadas, es un alimento tradicional japonés. Los monjes budistas fueron los primeros en descubrir su sorprendente sabor convirtiendo las alubias de soja en una pasta y fermentándola con sal y un hongo natural. Además de por sus extraordinarias propiedades generadoras de salud, el *miso* también destaca por su fantástico sabor, que produce toda una explosión sensorial en las papilas gustativas.

En nuestra sociedad moderna estamos más acostumbrados al glutamato monosódico (MSG), creado artificialmente para producir sabores similares. No hay que decir que la vía a seguir es sustituir esos sabores artificiales por un alimento natural, tradicional y sano. Este alimento se encuentra en forma de pasta en los buenos supermercados y en las tiendas de alimentación natural, y debería ser imprescindible en todas las cocinas para aportar un sabor *umami* a nuestros platos. Dado que los sabores *umami* se potencian entre sí, el *miso* encaja muy bien con otros alimentos de sabor *umami*, en especial con las proteínas guisadas, como comprobarás en estos platos, rápidos, fáciles y con un sabor realmente tentador.

Día 5, a consumir:

---

16. Torronen, R. *et al.,* «Berries reduce postprandial insulin responses to wheat and rye breads in healthy women». *Nutr* 143, 430-6 (2013).

- 2 zumos *Sirtfood* (pág. 95)
- 2 platos principales (estándar o vegetariano, *véase* inferior)

Puedes tomar los zumos en diferentes momentos del día (por ejemplo, el primer zumo a primera hora o a media mañana, y el segundo a media tarde) y elige los dos platos principales de la opción estándar o vegana:

COMIDA 1: tabulé de alforfón y fresas (pág. 170)
COMIDA 2: rodaja de bacalao marinado con *miso* y
verduras salteadas con sésamo (pág. 193)

o

COMIDA 1: tabulé de alforfón y fresas (pág. 170)
COMIDA 2: Soba (fideos de alforfón) con caldo de *miso*,
tofu, apio y col rizada (pág. 177)

DÍA 6

Tucídides, un historiador de la Grecia antigua, afirmó: «Los pueblos mediterráneos empezaron a salir de la barbarie cuando aprendieron a cultivar las aceitunas y las uvas». Y lo cierto es que si hay dos alimentos *Sirtfood* por antonomasia, éstos son el aceite de oliva y el vino tinto.

El aceite de oliva es el alimento más conocido de la dieta mediterránea. El olivo, también llamado «árbol inmortal», es uno de los árboles de cultivo más antiguos del mundo. Y su aceite se ha venerado desde que se empezaron a triturar las aceitunas en almireces o morteros de piedra para obtener aceite de ellas, hace casi 7.000 años. Denominado por Hipócrates «curalotodo», un par de miles de años más tarde, la ciencia moderna confirma sus maravillosos beneficios para la salud. En cuanto al aceite de oliva se refiere, la clave está en comprar uno que sea virgen extra, es decir, el que se obtiene mediante el prensado de las aceitunas por medios mecánicos que no alteren sus propiedades, ya que de ese modo nos aseguramos su calidad y su contenido en polifenoles. «Virgen extra» significa el que se obtiene del primer prensado del fruto (un aceite sólo «virgen» es el que se obtiene en un segundo prensado), el que tiene el mejor sabor y calidad, el que aconsejamos por encima de todos.

Y no existiría un menú *Sirtfood* completo si no incluyera vino tinto, el *Sirtfood* original. Su contenido en el activador de sirtuinas llamado resveratrol, junto a otros nutrientes claves como el piceatanol, es, según creemos, la razón principal de las cifras que muestran vidas más longevas y cuerpos más esbeltos en la tradicional manera de vivir francesa, y el desencadenante de la pasión en torno a los *Sirtfoods*. Dado que el vino contiene alcohol, es evidente que su consumo debe limitarse, pero es bueno saber que el resveratrol es bastante resistente al calor, por lo que incluir el vino en los guisos es una manera perfecta de introducirlo en la dieta. Aunque no somos grandes conocedores de vino, sí podemos decir que el pinot noir es nuestra primera opción, ya que lidera la lista de vinos que destacan por su contenido en resveratrol.

Día 6, a consumir:

- 2 zumos *Sirtfood* (pág. 95)
- 2 platos principales (estándar o vegetariano, *véase* inferior)

Puedes tomar los zumos en diferentes momentos del día (por ejemplo, el primer zumo a primera hora o a media mañana, y el segundo a media tarde) y elige los dos platos principales de la opción estándar o vegana:

COMIDA 1: superensalada Sirt con salmón (pág. 189)
COMIDA 2: ternera a la parrilla con salsa de vino tinto
y aros de cebolla (pág. 202)

o

COMIDA 1: superensalada Sirt de lentejas (pág. 189)
COMIDA 2: mole de alubias blancas con patata asada (pág. 175)

DÍA 7

El día 7 marca el último día de la primera etapa de la dieta Sirtfood. Pero más que el final, esto es sólo el principio, pues te embarcas en un cambio de estilo de vida en el que los *Sirtfoods* serán los protagonistas de tus comidas. El menú de hoy ilustra a la perfección lo fácil que es integrar muchos *Sirtfoods* en nuestra manera habitual de comer. Se trata de que veas que sólo consiste en partir de tu modo de comer favorito, aportar cierta creatividad y convertirlo en un plato *Sirtfood*.

Las nueces con un extraordinario *Sirtfood*. Contienen abundantes grasas y calorías, pero, en cambio, son útiles para adelgazar y reducir las enfermedades metabólicas gracias a su gran potencial como activadoras de las sirtuinas. Las nueces son, además, extraordinariamente versátiles, magníficas para usar en guisos, en ensaladas o tan sólo como aperitivo.

El pesto se está convirtiendo con rapidez en un básico de la cocina, ya que aporta un sabor sorprendente y es una manera instantánea de dar vida al más sencillo de los platos. Cuando se elabora al modo tradicional con albahaca y piñones, con unos sencillos cambios puedes disponer de un magnífico y muy sencillo pesto de nueces y perejil. El resultado es un plato extraordinario con las credenciales de *Sirtfood* y un gran sabor.

Podemos aplicar esa misma lógica a un plato de cada día como es la tortilla. Gran favorita de la familia y tan fácil de preparar como de proporcionarle un toque *Sirtfood*. A esta tortilla también le añadiremos beicon. ¿Por qué? Pues sencillamente porque el beicon combina muy bien con ella. La dieta Sirtfood se basa en lo que incluimos en ella, no en lo que excluimos, y encaja en una manera sostenible de alimentarse. Después de todo, ¿no es acaso el auténtico secreto para conseguir perder peso y tener salud de manera continuada?

Día 7, a consumir:

- 2 zumos *Sirtfood* (pág. 95)
- 2 platos principales (estándar o vegetariano, *véase* inferior)

Toma los zumos en diferentes momentos del día (por ejemplo, el primer zumo a primera hora o a media mañana, y el segundo a media tarde) y elige los dos platos principales de la opción estándar o vegana:

COMIDA 1: tortilla Sirtfood (pág. 166)
COMIDA 2: pechuga de pollo con pesto de nueces
y ensalada de cebollas rojas (pág. 197)

o

COMIDA 1: ensalada Waldorf (pág. 171)
COMIDA 2: berenjena asada con pesto de perejil
y ensalada de tomate (pág. 172)

9

Etapa 2: mantenimiento

¡Felicidades, has completado la etapa 1 de la dieta Sirtfood! Ya debes haber percibido unos magníficos resultados en cuanto a pérdida de peso y tendrás no sólo un aspecto más esbelto y tonificado, sino que además debes sentirte más revitalizado y con más energía. ¿Y ahora qué?

Después de haber visto con nuestros propios ojos esas frecuentes transformaciones, sabemos lo mucho que desearás no sólo acceder a todos esos beneficios, sino también obtener incluso mejores resultados. Después de todo, los *Sirtfoods* están pensados para ser consumidos de por vida. La cuestión es cómo adoptar en tu rutina cotidiana lo que has estado haciendo en la etapa 1. Y eso fue lo que nos llevó a crear un plan de mantenimiento posterior de 14 días pensado para ayudarte a hacer la transición de la etapa 1 a una rutina diaria más normal, y de este modo conservar y ampliar los beneficios de la dieta Sirtfood.

Qué cabe esperar

Durante la etapa 2, consolidarás los resultados de perder peso y seguirás perdiendo kilos de manera constante.

Recuerda que una de las cosas más sorprendentes que hemos descubierto en la dieta Sirtfood es que la mayoría o el total del peso que la gente pierde proviene de las grasas, y que gana algo de peso en masa muscular. Pero queremos recordarte una vez más que no debes juzgar tu progreso sólo por los números de la báscula. Mírate en el espejo y observa si estás más delgado y más tonificado, comprueba cómo te queda la ropa, y considera los elogios que te dedica la gente.

Recuerda, asimismo, que seguirás perdiendo peso, de modo que los beneficios para la salud aumentarán. Si sigues el plan de mantenimiento de 14 días, empezarás a construir los cimientos de un futuro de salud para toda la vida.

Cómo seguir la etapa 2

La clave del éxito de esta etapa es seguir aportando *Sirtfoods* a tu dieta. Para que esto te resulte lo más fácil posible, hemos realizado un menú para siete días que incluye unas recetas familiares deliciosas y rebosantes de *Sirtfoods*, y tú lo único que tienes que hacer es repetir el menú dos veces, para completar el plan de 14 días de la etapa 2.

En cada uno de esos 14 días tu dieta consistirá en:

- 3 comidas equilibradas ricas en *Sirtfoods*
- 1 zumo vegetal *Sirtfood*
- 1 o 2 aperitivos *Sirtfood* opcionales

Una vez más, destacamos que no hay ninguna regla en cuanto al momento en que consumas estos alimentos. Sé flexible y distribúyelos a lo largo del día. He aquí unas sencillas reglas básicas que hay que recordar:

- Toma el zumo vegetal como el primer alimento del día, como mínimo 30 minutos antes de desayunar o a media mañana.
- Intenta cenar antes de las 19:00 horas.

Tamaño de las raciones

Nuestro enfoque durante la etapa 2 no reside en contar calorías, ya que a largo plazo no es práctico ni tampoco un procedimiento exitoso para la mayoría de las personas. En su lugar, nos centramos en que las raciones sean apropiadas, los alimentos estén bien equilibrados y, lo más importante, contengan abundantes *Sirtfoods* para que te puedas seguir beneficiando de sus efectos quemagrasa y generadores de salud.

Además, hemos creado las comidas del plan pensando en que sean saciantes, lo que te ayudará a estar satisfecho durante más tiempo. Eso, junto con los efectos reguladores del apetito que tienen los *Sirtfoods*, significa que no vas a pasar hambre esos 14 días del plan, sino que te vas a sentir agradablemente satisfecho y muy bien alimentado.

Al igual que en la etapa 1, aconsejamos que escuches a tu organismo y te dejes guiar por tu apetito. Si preparas las comidas siguiendo nuestras instrucciones y te sientes satisfecho antes de acabar un plato, entonces deja de comer. En lugar de comer hasta sentirte repleto, por qué no dedicar un pensamiento a los excepcionalmente longevos habitantes de Okinawa que viven con el lema «hara hachi bu», que significa «comer hasta sentirse lleno en un 80 %».

Qué beber

Puedes seguir incluyendo un zumo vegetal durante toda la etapa 2. El objetivo es que sigas manteniendo un nivel alto de *Sirtfoods*.

Al igual que en la etapa 1, en la 2, eres libre de consumir otras bebidas. Las bebidas que preferimos son agua, que puedes preparar en casa con el sabor que prefieras, café y té verde. Recuerda que el té verde y el café son bebidas *Sirtfoods*, de modo que no te sientas en absoluto culpable de seguir disfrutando de ellas. Una vez más, recuerda que puedes consumir, si lo prefieres, té blanco o negro, y lo mismo ocurre en cuanto a las infusiones de plantas.

Y la buena noticia de la etapa 2 es que en alguna ocasión puedes disfrutar de una copa de vino. El vino tinto es un *Sirtfood* debido a su contenido en ponifenoles, resveratrol y piceatanol, todos ellos activadores de las sirtuinas, lo que hace de él la mejor opción en cuanto a bebidas alcohólicas se refiere. Pero el alcohol tiene efectos negativos sobre las células grasas, de modo que lo mejor es la moderación, y en la etapa 2, recomendamos limitar la ingesta a una copa de vino con una comida, dos o tres días por semana.

Volver a las tres comidas

Durante la última semana has consumido sólo una o dos comidas al día, lo cual te proporcionaba mayor flexibilidad que cuando tomabas tus platos. Ahora que volvemos a una rutina más normal y a las tres comidas diarias, es el momento de hablar del desayuno.

Tomar un buen desayuno te prepara para abordar bien el día, al aumentar tus niveles de energía y concentración. En términos metabólicos, comer antes hace que los niveles de azúcar y grasa en sangre sean los adecuados.

Que desayunar es bueno es algo que ha sido confirmado por un gran número de estudios que muestran que las personas que desayunan de manera regular son menos propensas a tener sobrepeso.

La razón de ello reside en nuestros relojes biológicos internos (*véase* pág. 211), Nuestro organismo espera que comamos a primera hora del día para poder estar más activos y tener disponible combustible. Dado que nuestro cuerpo está preparado para la ingesta de energía a primera hora del día, somos mucho más proclives a quemar esos alimentos para conseguir energía, mientras que a última hora de la noche es más probable que se almacene en forma de grasa. Eso lo hemos visto entre las personas que trabajan en turnos de noche, ya que esos trabajadores tienen unos índices mayores de obesidad y de trastornos metabólicos, algo que se debe, como mínimo, en parte, a los efectos de la rutina de cenar muy tarde.[1-2]

Aun así, cada día un tercio de nosotros se salta el desayuno. Se trata de un clásico síntoma de nuestro estilo de vida moderno, y es mucho más frecuente en jóvenes profesionales que salen corriendo de casa al trabajo. Con esas vidas tan agitadas la percepción es que no queda tiempo para sentarse a comer bien. Pero como comprobarás con los excelentes desayunos que hemos ideado para ti, nada puede estar más lejos de la realidad. Con los batidos *Sirtfood* que podemos tomar sobre la marcha, el muesli preparado con antelación, o unos rápidos y sencillos huevos revueltos o tofu, esos pocos minutos extra que dedicaremos por la mañana nos reportarán unos dividendos extraordinarios de salud y peso, y no sólo a lo largo del día, sino también a largo plazo.

Con los *Sirtfood* actuando como reguladores adicionales de nuestros relojes biológicos, aún ganaremos mucho más si los tomamos a primera hora de la mañana. Y esto no sólo se consigue tomando un desayuno rico en *Sirtfoods*, sino también incluyendo un zumo vegetal, algo que recomendamos hacer antes que nada: al menos 30 minutos antes del desayuno, o a media mañana. Según nuestra experiencia clínica, muchas personas que toman el zumo antes que cualquier otra cosa nos han confirmado que no sienten hambre hasta que han transcurrido un par de horas. Si ése es el efecto que produce en tu persona, será perfecto esperar un par de horas hasta el desayuno, ¡pero no te lo saltes! Otra alternativa es empezar el día con un buen desayuno, y después esperar dos o tres horas hasta tomar el zumo vegetal. Actúa de manera flexible y haz lo que te vaya mejor.

1. Antunes, L. C., Levandovski, R., Dantas, G., Caumo, W. & Hidalgo, M. P. «Obesity and shift work: chronobiological aspects». *Nutr Res Rev,* 23, 155-68 (2010).
2. Pan, A. Schernhammer, E. S., Sun, Q. & Hu, F. B. «Rotating night shift work and risk of type 2 diabetes: two prospective cohort studies in women». *PLoS Med,* 8, e1001141 (2011).

Bocados *Sirtfood*

En cuanto a picar algo entre horas, puedes optar por hacerlo o no. Se habla mucho sobre si comer con frecuencia pequeñas cantidades es lo mejor para perder peso, o bien si hay que ajustarse a tres comidas diarias equilibradas. Lo cierto es que en realidad es indiferente.

Hemos ideado el menú de mantenimiento asegurándonos de que tomarás tres comidas diarias bien equilibradas y ricas en *Sirtfoods*, de modo que es posible que no necesites tomar nada entre horas. Pero quizás si has estado muy ocupado en la oficina, trabajando fuera de casa o corriendo detrás de tus hijos, necesites algo para poder llegar a la siguiente comida. Y si ese «bocadito» te aporta un extra de nutrientes *Sirtfoods* y sabe delicioso, mejor que mejor. Por esa razón, creamos los «bocados *Sirtfood*». Estos pequeños tentempiés están por completo libres de culpa y sólo contienen *Sirtfood*: dátiles, nueces, cacao y cúrcuma; nada más. En el caso de que los necesites, recomendamos que comas uno o dos al día como máximo.

Transforma tus comidas en *Sirtfoods*

Hemos visto que las únicas dietas sostenibles son las incluyentes, no las excluyentes. Pero el verdadero éxito estriba en que sean compatibles con el estilo de vida moderno. Además de adecuarse a las demandas de nuestra vida frenética o ajustarse a nuestro papel de gourmet en las cenas de compromiso, la manera de comer debe estar libre de complicaciones. Permítete disfrutar de una esbelta figura en vez de estar preocupándote de exigencias y restricciones alimentarias raras y estrambóticas.

Lo maravilloso de los *Sirtfoods* es que son muy accesibles, conocidos y fáciles de incluir en la dieta diaria. En el siguiente apartado comprobarás lo fácil que es ajustarlos en tu vida diaria. Aquí, mientras realizas el paso de la etapa 1 a la rutina posterior, construirás la base de una nueva forma de alimentarte de por vida.

La clave reside en transformar tus comidas en *Sirtfoods*. Hemos reunido platos cotidianos, incluyendo los más favoritos entre los familiares, y con algunos pequeños cambios, y añadiendo sencillos *Sirtfoods,* hemos logrado grandes sabores, pero muchísimos más valores nutritivos. Siguiendo la etapa 2, comprobarás lo fácil que es conseguirlo.

Entre otros ejemplos se incluye nuestro delicioso batido *Sirtfood,* un desayuno perfecto para abordar las necesidades que se presentan en este mundo ávido de tiempo. Está también el sencillo cambio del trigo por el trigo sarraceno, lo cual supone añadir un sabor extra a ese alimento tan familiar y nutritivo que es la pasta. Y los platos icono como la carne con chile o curry, tan estimados por todos, no necesitan demasiados cambios, ya que las tradicionales recetas ofrecen una gran cantidad de *Sirtfoods*. Por otra parte, ¿quién ha dicho que la «comida rápida» tenga que ser «comida basura? Combinamos los auténticos y extraordinarios sabores de la pizza y eliminamos la culpa que sientes cuando la tomas. Tampoco hay que decir adiós a los caprichos, y buena prueba de ello son nuestras *crêpes* con frutos del bosque y crema de chocolate negro. Ni siquiera son postres, son desayunos y son estupendos para ti. Son cambios sencillos: sigues comiendo las cosas que te encantan, a la vez que mantienes un peso adecuado y un magnífico bienestar. Ésta es la dieta revolucionaria que constituyen los *Sirtfoods*.

Cocinar más cantidad

Para poder conseguir nuestro objetivo, entraremos ahora en la etapa «*Sirtfoods* para todos», en que las recetas empiezan a satisfacer más de una boca. Ya sea para la familia o para los amigos, las nuevas recetas y los nuevos caldos *Sirtfoods* que introducimos en este apartado están pensados para cuatro raciones. Y quienes estén acostumbrados a cocinar sólo para una o dos personas, ésta es una oportunidad de elaborar más comida, congelarla y tenerla lista para la semana.

Plan para 14 días

Como en nuestro plan estándar, también tenemos una versión sin carne, apta tanto para vegetarianos como para veganos. Podrás elegir la que más te guste o incluso combinar ambas.

Cada día consumiremos lo siguiente:

- 1 zumo vegetal *Sirtfood* (*véase* pág. 95)
- 3 platos principales (ya sea versión estándar o vegetariana)
- 1 o 2 tentempiés *Sirtfoods* (opcional)

Toma el zumo a primera hora de la mañana, antes que nada, o como mínimo 30 minutos antes del desayuno, o a media mañana.

	DESAYUNO	COMIDA	CENA
Días 8 y 15	Batido *Sirtfood* (pág. 161)	Superensalada Sirt con salmón (variación: pollo) (pág. 189)	Langostinos salteados al estilo asiático con fideos de alforfón (pág. 188)
o	Batido *Sirtfood* (pág. 161)	Ensalada Waldorf (pág. 171)	Guiso toscano de alubias (pág. 184)
Días 9 y 16	Muesli Sirt (pág. 162)	*Pita* integral rellena (pág. 169)	Tajín de calabaza y dátiles con alforfón y azafrán (pág. 178)
o	Muesli Sirt (pág. 162) con yogur de soja o coco	Crema de alubias blancas y *miso* con bastoncillos de apio y tortitas de avena (pág. 168)	Tajín de calabaza y dátiles con alforfón y azafrán (pág. 178)
Días 10 y 17	Yogur griego con frutos del bosque, nueces y chocolate negro (pág. 163)	Superensalada Sirt (variación atún) (pág. 189)	Pollo al curry con col rizada y patatas (pág. 199)
o	Yogur de soja o coco con frutos del bosque, nueces y chocolate negro (pág. 163)	*Pita* integral rellena (pág. 169)	Col rizada y *dahl* con trigo sarraceno y cebolla roja (pág. 174)
Días 11 y 18	Huevos revueltos con especias (pág. 164)	Tabulé de alforfón y fresas (pág. 170)	Carne con Sirt chile (pág. 204)
o	Revuelto de champiñones y tofu (pág. 165)	Tabulé de alforfón y fresas (variación trigo) (pág. 170)	Mole de alubias blancas con patata asada (pág. 175)
Días 12 y 19	Batido *Sirtfood* (pág. 161)	Ensalada Waldorf (pág. 171)	Pasta con salmón ahumado, rúcula y chile (pág. 190)
o	Batido *Sirtfood* (pág. 161)	Ensalada de pasta de trigo sarraceno (pág. 173)	Tofu asado con *harissa* y «cuscús» de coliflor (pág. 182)
Días 13 y 20	Crêpes de alforfón con fresas, chocolate negro y nueces (pág. 205)	Sopa de tofu y setas *shiitake* (pág. 167)	Pizza *Sirtfood* (pág. 185)
o	Yogur griego con frutos del bosque, nueces y chocolate negro (pág. 205)	Sopa de tofu y setas *shiitake* (pág. 167)	Pizza *Sirtfood* (pág. 185)
Días 14 y 21	Tortilla *Sirtfood* (pág. 166)	Superensalada Sirt (variación: lentejas) (pág. 189)	Pechuga de pollo con pesto de nueces y ensalada de cebollas rojas (pág. 197)
o	Revuelto de champiñones y tofu (pág. 165)	Superensalada Sirt (variación: lentejas) (pág. 189)	Miso y tofu glaseado con sésamo y verduras salteadas con jengibre y chile (pág. 180)

10

Sirtfoods para toda la vida

¡Felicidades! Ya has acabado las dos etapas de la dieta Sirtfood. Vamos a examinar lo que has conseguido. Has completado la etapa más exitosa, has experimentado aproximadamente una pérdida de 3,2 kilos de peso, lo cual incluye también alguna ganancia de masa muscular. En la etapa de 14 días de mantenimiento has mantenido la pérdida de esos kilos y, además, has mejorado tu composición corporal. Y, lo más importante, has marcado el inicio de una revolución de la salud personal, propia. Has tomado posición contra el gran número de enfermedades que con mucha frecuencia padecemos cuando nos hacemos mayores. Has optado por un futuro con mayor energía, vitalidad y bienestar.

Ahora ya estás familiarizado con nuestros veinte principales *Sirtfoods* y sabes apreciar lo importantes que son. Y no sólo eso, sino que has aprendido a incluirlos en tu dieta y disfrutar de ellos. Es fundamental que esos alimentos sigan siendo ingredientes característicos de tu dieta diaria, pues seguirán reduciendo tu peso y aportándote bienestar. Aun así, se trata tan sólo de veinte alimentos y, después de todo, la variedad es esencial en la vida, de modo que, ¿qué es lo que sigue ahora?

En este capítulo proporcionamos un plan de acción para conseguir salud para toda la vida. Se trata de que tu organismo llegue a estar equilibrado por medio de una dieta adecuada y sostenible, y de conseguir los nutrientes que todos necesitamos. Hay que seguir cosechando las recompensas que aporta la dieta Sirtfood por medio de los mejores alimentos que la naturaleza nos ofrece.

Más allá de los veinte *Sirtfoods* principales

Hemos visto por qué son tan beneficiosos los *Sirtfoods*: algunas plantas tienen unos sofisticados sistemas de respuesta al estrés que producen unas sustancias que activan las sirtuinas; el mismo sistema corporal de quema de grasas y longevidad que se activa mediante el ayuno y el ejercicio físico. A mayor cantidad de componentes producidos por esas plantas en respuesta al estrés, mayor el beneficio obtenemos al ingerirlas. Nuestra lista de los veinte *Sirtfoods* principales está constituida por alimentos que están repletos de esos componentes y, por tanto, de alimentos que tienen una mayor capacidad para mejorar la composición de nuestro organismo y nuestro bienestar.

Pero los efectos activadores de las sirtuinas no constituyen un principio todo o nada. Existen muchas más plantas que contienen en cantidad moderada nutrientes activadores de las sirtuinas, por lo que animamos a que amplíes la variedad y diversidad de tu dieta eligiéndolas también. La dieta Sirtfood es una dieta de inclusión, de manera que, cuanta más variedad de alimentos con propiedades activadoras de las sirtuinas se incorporen en ella, tanto mejor, en especial si eso significa incluir tus platos favoritos y combinar el placer y el disfrute que te proporcionan.

Usemos la analogía del ejercicio físico: los veinte *Sirtfoods* principales equivalen (aunque mucho más placenteros) a un buen ejercicio en el gimnasio, de manera que la etapa 1 se considera algo semejante al «campo de entrenamiento». Por otra parte, tomar esos otros alimentos que tienen unos nutrientes activadores de sirtuinas más moderados equivale a la recompensa de un buen paseo. En comparación con ello, una dieta estándar equivaldría a estar todo el día tumbado en un sofá mirando la televisión. Si bien sudar en un gimnasio es bueno, pronto te hartarías si eso fuera lo único que hicieras. El paseo sería estimulante, sobre todo si significa dejar de lado el hecho de tumbarse en el sofá.

En nuestros veinte *Sirtfoods* principales incluimos las fresas silvestres como fuente notable de fisetina, gran activadora de sirtuinas, pero si contemplamos otros frutos del bosque como alimentos de este grupo, encontraremos que producen también grandes beneficios en cuanto a pérdida de peso y un envejecimiento saludable se refiere. Contemplando sus potenciales nutricionales comprobamos que otras frutas de este tipo, como las moras, las grosellas, los arándanos y las frambuesas, también tienen unos importantes niveles de nutrientes activadores de las sirtuinas.

Y lo mismo es aplicable a los frutos secos, que a pesar de su alto contenido en calorías potencian la pérdida de peso y ayudan a que desaparezcan algunos centímetros de la cintura, además de reducir el riesgo de sufrir enfermedades crónicas. Si bien las nueces están a la cabeza de los frutos secos, también podemos encontrar sus propiedades nutrientes en las castañas, las pecanas, los pistachos e incluso los cacahuetes.

Después, debemos dedicar atención a los cereales. En los últimos años, en algunos sectores, se está produciendo una creciente aversión a los cereales, pero lo cierto es que los estudios realizados vinculan su consumo a una notable reducción de casos de inflamación, diabetes, enfermedades cardiovasculares y cáncer. Aunque no llegan a rivalizar con ese extraordinario *Sirtfood*, que es el pseudocereal llamado alforfón o trigo sarraceno, vemos la presencia de activadores de sirtuinas en otros cereales integrales. Ni que decir tiene que cuando los cereales se procesan y manipulan para conseguir versiones refinadas «blancas» su poder nutritivo se ve mermado. Esas versiones refinadas forman parte de un grupo de alimentos tóxicos y están implicadas en un gran número de problemas de salud presentes en el mundo moderno. Con ello no queremos decir que no deben comerse, sino que lo mejor es que te aferres a la versión integral siempre que sea posible.

Para las personas que deseen tomar alimentos sin gluten, la quinoa es una buena fuente de *Sirtfoods*. Y si buscas un tentempié *Sirtfood* integral que todos adoramos, no busques demasiado: tienes las palomitas de maíz.

Incluso los inevitables superalimentos, como las bayas goji y las semillas de chía, cuentan con las propiedades de los *Sirtfoods*. Lo más probable es que ésa sea la razón, aunque involuntaria, por la que se hallaron sus beneficios para la salud. Eso significa que son realmente buenos, pero sabemos que hay otras opciones más económicas, accesibles y sencillas; por tanto, no te veas obligado a subirte al carro de esa moda. Ese mismo patrón se encuentra también en otros muchos grupos de alimentos, y no es sorprendente que, por lo general, la ciencia los haya catalogado de beneficiosos y nos haya advertido de que debemos comer más cantidad de ellos. A continuación te ofrecemos un listado de cuarenta alimentos que hemos constatado que tienen también las propiedades de los *Sirtfoods*. Para mantener y seguir perdiendo peso y ganando bienestar te animamos a que incluyas esos alimentos en tu rutina diaria, ya que es una magnífica manera de ampliar el repertorio de tu dieta.

Verduras
- alcachofas
- espárragos
- *bok choy/pak choi* (hortalizas de la familia de la col)
- brócoli
- endivias
- escalonias verdes
- berros
- cebollas blancas
- achicoria amarilla

Frutas
- manzanas
- ciruelas negras

- moras
- grosellas negras
- arándanos
- bayas goji
- *kumquats* (naranjitas chinas)
- frambuesas
- uva negra

Frutos secos y semillas
- castañas
- chía
- cacahuetes
- nueces pecanas
- pistachos
- semillas de girasol

Cereales y pseudocereales
- maíz
- quinoa
- harina integral

Legumbres
- habas
- alubias blancas

Hierbas y especias
- cebollinos
- eneldo (fresco y seco)
- orégano seco
- salvia seca
- jengibre
- menta (fresca y seca)

- chiles/pimientos picantes
- tomillo (fresco y seco)

Bebidas
- té negro
- té blanco

Proteínas en polvo

En los últimos años se han popularizado mucho las dietas muy ricas en proteínas. Se ha descubierto que el consumo de grandes cantidades de proteínas, en el caso de las dietas, produce saciedad, equilibra el metabolismo y reduce la pérdida de masa muscular. Pero cuando los *Sirtfoods* se combinan con las proteínas se consigue otro nivel más alto.

Como debes recordar, las proteínas son una inclusión importante en una dieta basada en *Sirtfoods* a fin de conseguir sus máximos beneficios. Las proteínas están constituidas por aminoácidos, lo cuales complementan la acción de los *Sirtfoods* y refuerzan sus efectos. Y lo hacen esencialmente cambiando nuestro entorno celular, de modo que los nutrientes activadores de las sirtuinas trabajan de manera mucho más efectiva. Esto significa que extraeremos el máximo provecho de una comida rica en *Sirtfoods* si la combinamos con proteínas ricas en leucinas. Las mejores fuentes de leucina las encontramos en las carnes rojas, el pollo, el pescado, el marisco, los huevos y los productos lácteos.

PROTEÍNAS ANIMALES

En los últimos años, los productos de origen animal se han relacionado con la aparición de muchas enfermedades del mundo occidental, en especial el cáncer. Si esto es cierto, tomar proteína animal con *Sirtfoods* no parece ser una buena idea. Para aclarar este punto un poco más, a continuación expresamos nuestra opinión.

Una de las grandes preocupaciones acerca de la leche es que no se trata de un alimento más, sino de un sofisticado sistema de señalización que da lugar a un rápido crecimiento en los cuerpos de las crías. Si bien este hecho es un magnífico objetivo en los primeros años de vida, en la edad adulta no resulta tan apropiado. La persistente hiperactivación de la señal clave de crecimiento que se activa cada día en el organismo (la proteína llamada mTOR) ahora se asocia al envejecimiento y al desarrollo de trastornos relacionados con la edad, como la obesidad, la diabetes tipo 2, el cáncer y las enfermedades neurodegenerativas.[1] A pesar de lo complejo de este sistema de señales y del hecho de que sus efectos forman parte de un campo de investigación relativamente nuevo, conduce a validar por qué la gente enferma con los productos lácteos. Sin embargo, las investigaciones señalan lo siguiente: si añadimos *Sirtfoods* a una dieta que contenga productos lácteos, inhibimos con ellos los inapropiados efectos de la proteína mTOR en nuestras células, anulamos ese riesgo y hacemos que sea imprescindible incluir los *Sirtfoods* junto a una dieta basada en productos lácteos.[2]

En general, se mezclan los estudios sobre los lácteos y el cáncer.[3-4] Cuando aunamos toda la investigación, en el contexto de una dieta rica en *Sirtfoods*, el consumo moderado de productos lácteos es perfectamente correcto y aporta muchos valiosos nutrientes que complementan los *Sirtfoods*.

1. Melnik, B. C. «Milk- A Nutrient System of Mammalian Evolution Promoting mTORCl-Dependent Translation». *International Journal of Molecular Sciences*, 16, 17048-17087 (2015).
2. Liu, M. *et al.*, «Resveratrol inhibits mTORsignaling by promoting the interaction between mTOR and DEPTOR». *Biol Chem* 285, 36387-94 (2010).
3. Aune, D. *et al.*, «Dairy products and colorectal cancer risk: a systematic review and meta-analysis of cohort studies». *Ann Oncol*, 23, 37-45 (2012).
4. Aune, D. *et al.*, «Dairy products, calcium, and prostate cancer risk: a systematic review and meta-analysis of cohort studies». *Am J Clin Nutr*, 101, 87-117 (2015).

Además de ser una valiosa fuente de proteínas, los lácteos son una fuente excelente de vitaminas y minerales, como yodo, calcio y fósforo. La dosis que aconsejamos para adultos es de tres raciones al día (siempre que no supere el litro).

En cuanto a la carne y el riesgo de contraer cáncer, el pollo es una buena opción, pero las carnes rojas y las procesadas ya son más cuestionables. Si bien las pruebas de que el cáncer de mama y de próstata están vinculados al consumo de carne roja tienen poca base, sí existe una preocupación legitimada de que ese tipo de carne juega un papel importante en la aparición del cáncer de colon.[5] Las carnes procesadas parecen ser las de mayor riesgo, y aunque no es necesario eliminarlas por completo del menú, deben incluirse pequeñas cantidades, sin otorgarles nunca un papel protagonista.

En cuanto a la carne roja, la buena noticia es que los estudios realizados muestran que cocinándola con *Sirtfoods* se elimina el riesgo de cáncer que comporta su consumo. Puedes acompañarla con un adobo de hierbas, especias y aceite de oliva virgen extra, o cocinarla con cebolla, o añadirle una buena taza de té verde o permitirte tomar después un poco de chocolate negro. Todo ello ejerce un efecto *Sirtfood* que ayuda en gran medida a neutralizar los efectos nocivos de la carne roja.[6-7] Hablamos de un filete, es decir, no excederse. Es preferible limi-

5. Davoodi, H., Esmaeili, S., Mortazavian, A. «Effects of milk and milk products consumption on cancer: A Review». *Comprehensive Reviews in Food Science and Food Safety, 12,* 249-264 (2013).

6. Wiseman, M. «The second World Cancer Research Fund/American Institute for Cancer Research expert report. Food, nutrition, physical activity, and the prevention of cancer: a global perspective». *Proc Nutr Soc,* 67, 253-6 (2008).

7. Persson, E., Graziani, G., Ferracane, R., Fogliano, V. & Skog, K. «Influence of antioxidants in virgin olive oil on the formation of heterocyclic amines in fried beefburgers». *Food Chem Toxicol,* 41, 1587-97 (2003).

tar la ingesta de carne roja a cantidades inferiores a 500 g a la semana (peso una vez cocinada), lo que equivale más o menos a unos 700 o 750 gramos de carne cruda.

> El pollo es una excelente fuente de proteínas, junto a una serie de minerales y vitaminas, como el potasio y el fósforo. En adultos aconsejamos tomarlo con total libertad.
>
> La carne roja es también una excelente fuente de proteínas, junto a vitaminas y minerales como el hierro, el zinc y la vitamina B_{12}. En adultos aconsejamos tomar un máximo de tres raciones por semana.

Sobre el consumo de huevos y el riesgo de cáncer no se han realizado estudios tan exhaustivos como en el caso de la carne y los lácteos, pero no hay razones por las que preocuparse. No obstante, sí que parece que existe una relación entre el consumo de huevos y las enfermedades cardiovasculares, y esto se debe a que los huevos son una fuente importante de colesterol. Debido a ello se nos dice que limitemos su consumo. En cambio, en ciertos países como Nepal, Tailandia y Sudáfrica, entre otros, se recomienda consumir huevos a diario por los beneficios nutricionales que reportan. Entonces, ¿quién tiene razón? Parece ser que la razón se inclina hacia estos últimos. El consumo diario de huevos no está vinculado al riesgo de sufrir enfermedades cardiovasculares o hemiplejías.[8] Si bien unas condiciones genéticas determinadas pueden requerir reducir la ingesta de colesterol en la dieta, en la población general esa medida no es necesaria.

---

8. Gibis, M. «Effect of oil marinades with garlic, onion, and lemon juice on the formation of heterocyclic aromatic amines in fried beef patties». *J Agric Food Chem*, 55, 10240-7 (2007).

Además de aportar una valiosa fuente de proteínas, los huevos son una fuente excelente de nutrientes esenciales como la vitamina A, la B y los carotenoides. Nuestro consejo en el caso de los adultos es tomar los que apetezcan como parte de una dieta equilibrada.

El poder del tres

El segundo grupo de nutrientes más importante en cuanto a la complementación de los *Sirtfoods* son los ácidos grasos de cadena larga de la serie omega-3, los EPA y los DHA. Durante años, los ácidos grasos omega-3 han sido los favoritos del mundo de la salud nutricional. Lo que no sabíamos antes, y ahora sabemos, es que, además, potencian la actividad de un subconjunto de sirtuinas de nuestro organismo que están relacionadas de manera directa con la longevidad, lo cual los hace perfectamente combinables con los *Sirtfoods*.

Los omega-3 tienen grandes efectos en la reducción de la inflamación del organismo y en la disminución del nivel de grasa en sangre. A lo que podemos añadir un beneficioso efecto sobre la salud del corazón: gracias a ellos la sangre es más fluida, se estabiliza el ritmo cardiaco y desciende la presión arterial. Incluso la industria farmacéutica los está teniendo en cuenta para la batalla contra las enfermedades cardiovasculares. Y la letanía de sus beneficios no acaba aquí. Los omega-3 afectan a nuestra manera de pensar, se ha demostrado que mejoran el estado de ánimo y evitan la demencia.

Cuando hablamos de los omega-3, hablamos de comer pescado, sobre todo pescado azul o pescado graso, pues no existe otra fuente alimentaria que proporcione los significativos niveles de EPA y de DHA que necesita nuestro organismo. Y esos beneficios los conseguimos con tan sólo dos raciones de pescado a la semana, pero sobre todo que sea pescado graso.

Por desgracia, en muchos países no se consume mucho pescado, y la mitad de población no consigue tomar una cantidad suficiente. Como consecuencia, nuestra ingesta de los preciados EPA y DHA es tristemente escasa.

Hay alimentos vegetales, como los frutos secos, las semillas y las verduras de hoja verde, que también contienen omega-3, pero en una forma llamada ácido alfa-linolénico, que el organismo convierte en EPA o DHA. Ese proceso de conversión es pobre, lo que significa que el ácido alfa-linolénico proporciona una insignificante de la cantidad de omega-3 que requiere nuestro organismo. Ni siquiera los maravillosos beneficios de los *Sirtfoods* superan el valor añadido que aporta consumir una cantidad suficiente de omega-3. Las mejores fuentes de estos ácidos grasos se encuentran en los arenques, las sardinas, el salmón, las truchas y la caballa, en este orden. Aunque el atún fresco contiene gran cantidad de omega-3, la mayoría se pierde cuando se adquiere en conserva. En cuanto a los vegetarianos, si bien deben incorporar alimentos vegetales con omega-3, lo aconsejable es que tomen un suplemento de DHA (hasta un máximo de 300 miligramos diarios).

Además de ser una valiosa fuente de proteínas y de ácidos omega-3, el pescado graso, o pescado azul, aporta extraordinarias vitaminas y minerales, como la A y la B, y oligoelementos como el yodo y el zinc. En adultos, la dosis aconsejada es de como mínimo dos raciones de pescado a la semana, o una si se trata de pescado azul.

¿Nos aporta lo suficiente la dieta Sirtfood?

Hasta ahora, nuestro objetivo se ha centrado tan sólo en los *Sirtfoods* y en obtener los máximos beneficios de ellos para conseguir el cuerpo que queremos y, al mismo tiempo, mejorar nuestra salud. Pero ¿es ésta una dieta adecuada para mantenerla a largo plazo? Después de todo es más una dieta que un conjunto de nutrientes activadores de sirtuinas. ¿Qué hay de todas las vitaminas, minerales y fibra que son tan esenciales para nuestro bienestar, y de los alimentos que debemos comer para satisfacer esas demandas?

Curiosamente, lo que hemos descubierto es que cuando nos centramos en los *Sirtfoods*, completados por alimentos ricos en proteínas y ácidos grasos omega-3, las necesidades dietéticas quedan satisfechas por el amplio espectro de nutrientes esenciales, y, en realidad, mucho más que en cualquier otra dieta. Así, por ejemplo, incluimos en la dieta col rizada porque es un importante *Sirtfood*, pero a la vez es una gran fuente de vitaminas C y K, además de folato, y de los minerales manganeso, calcio y magnesio. Además de su alto contenido en betacarotenos, posee grandes cantidades de luteína y zeaxanthina, ambas muy importantes para la salud ocular.

Asimismo, las nueces son muy ricas en minerales, entre ellos magnesio, cobre, zinc, manganeso, calcio y hierro, además de contener mucha fibra. El alforfón, o trigo sarraceno, está repleto de manganeso, cobre, magnesio, potasio y fibra. Las cebollas cumplen todas las expectativas en cuanto a vitamina B_6, folato, potasio y fibra. Y las fresas son una fuente excelente de vitamina C, así como de potasio y manganeso.

Una vez hayas ampliado tu dieta incluyendo la lista ampliada de *Sirtfoods* y hayas hecho sitio para todos esos alimentos que comiéndote agradan, habrás acabado siguiendo una dieta más rica en vitaminas, minerales y fibra que nunca. Y es que, en efecto, los *Sirtfoods* aportan un grupo olvidado de alimentos que cambia la visión que tenemos a la hora de juzgar lo buenos que son los alimentos y si tomamos una dieta realmente completa.

De hecho, seguir una dieta basada en *Sirtfoods* tan sólo deja un potencial déficit en dos nutrientes claves: el selenio y la vitamina D, pero eso no es algo inesperado, pues todas las dietas corren el riesgo de no contar con esos dos nutrientes por la sencilla razón de que están presentes en nuestros alimentos cotidianos en muy bajas dosis. Cuando sigas la dieta Sirtfood, ésos son los dos nutrientes que debes considerar a la hora de pensar en tomar algún suplemento, por tanto, vamos a echarles un vistazo.

SELENIO

El selenio es un nutriente impresionante que juega un papel clave en nuestro sistema inmunitario y en mantener bajo control la inflamación, y, además, aporta notables beneficios en la función tiroidea y en la fertilidad. Destaca por su resistencia al cáncer, en especial al de próstata. En este sentido, se ha constatado una reducción de la incidencia en ese tipo de cánceres en la mitad en los individuos que, aunque tenían déficit de selenio, tomaron un suplemento de éste.[9]

El selenio llega a nuestros alimentos a través de la tierra, pero, por desgracia, en Inglaterra y otros países europeos la tierra es pobre en nutrientes. Mientras en Estados Unidos la presencia de selenio es la correcta, en el Reino Unido la ingesta diaria de este mineral es menos de la mitad de la que necesitamos, lo que supone un riesgo para la salud.

Puesto que el selenio ahora sólo forma parte de nuestros alimentos en cantidades mínimas, es necesario tomar un suplemento. Para alcanzar un nivel óptimo, semejante al de Estados Unidos, es preciso tomar una dosis diaria de 50 mcg en el caso de las mujeres, y de 100 mcg en el caso de los hombres.

Con frecuencia, las nueces de Brasil se aconsejan como fuente extraordinaria de selenio. No te quedes con esa idea. Aunque nos encantaría que hubiera un alimento que solventara el problema del selenio,

---

9. Rohrmann, S., Hermann, S., Linseisen, J., «Heterocyclic aromatic amine intake increases colorectal adenoma risk: findings from a prospective European cohort study». *Am J Clin Nutr* 89, 1418-24 (2009).

por desgracia, las nueces de Brasil contienen un nivel alto de bario, un metal tóxico, y de radio, una material radioactivo.[10] Además, el selenio que contienen las nueces de Brasil varía considerablemente,[11] algo que hay que tener muy en cuenta, pues los estudios demuestran que consumir un exceso de selenio es tan perjudicial como consumir muy poco.

En el Reino Unido, y en gran parte de Europa, en la edad adulta, las mujeres deberían tomar un suplemento de selenio de 50 mcg al día, y los hombres de 100 mcg. La mejor manera de tomar ese suplemento es en forma de levadura de selenio. Como hemos advertido, en Estados Unidos el selenio está en gran medida presente en los alimentos y no es necesario tomar suplementos.

VITAMINA D

En la última década, la vitamina D ha sido un tema muy debatido. Conocida por su importancia en la salud de los huesos, un gran número de investigaciones han demostrado que esta vitamina es también crucial para protegerse contra el cáncer, las cardiopatías, la diabetes y las enfermedades autoinmunes. Pero la llamada «vitamina del sol» (la producimos cuando exponemos la piel al sol) tiene muy poca presencia en la dieta diaria. Aunque tengamos una alimentación extraordinariamente rica en pescado azul, huevos, hígado y carne roja, seguiremos teniendo menos de la dosis necesaria de vitamina D. La dieta nos

---

10. Nerurkar, P. V., Le Marchand, L., Cooney, R. Y. «Effects of marinating with Asian marinades or western barbecue sauce on PhIP and MelQx formation in barbecued beef». *Nutr Cancer*, 34, 147-52 (1999).
11. Rong, Y. *et al.*, «Egg consumption and risk of coronary heart disease and stroke: dose-response meta-analysis of prospective cohort studies». *BMJ*, 346, e8539 (2013).

aporta, por lo general, menos del 10 % del nivel de vitamina D que necesitamos, y más de un 90 % se obtiene de la exposición a la luz del sol. En países como el Reino Unido, por ejemplo, no hay muchas horas de sol, y cuando las hay, es necesario aplicarse cremas solares que bloquean la vitamina D hasta en un 98 %. Entonces, ¿qué debemos hacer?

En los meses de verano, nos advierten de que nos protejamos del sol. En esa época, una exposición solar de 4 minutos (sin cremas solares) en una cuarta parte del cuerpo (piernas y brazos) nos aportaría nuestra dosis diaria de vitamina D. Según una reunión celebrada en 2010, en la que participaron la Asociación británica de dermatología, la Investigación sobre el cáncer del Reino Unión (Cancer Research UK), la Asociación de la Esclerosis Múltiple, El Fórum Nacional de Salud, La Asociación Nacional de Osteoporosis y la Asociación Dermatológica de Asistencia Primaria, el objetivo no reside en evitar la exposición total al sol, sino que, por el contrario, a mitad del día debemos tomar el sol unos cuantos minutos sin protección solar, un tiempo más que suficiente para obtener una cantidad considerable de vitamina D.

En los meses de invierno, la cosa cambia. En algunos países no podemos obtener vitamina D de la exposición al sol desde finales de octubre hasta finales de marzo. Y en esos meses es cuando se requiere tomar suplementos. En ese período de tiempo, una dosis diaria de 1.000 IU de vitamina D ayudará a mantener el nivel aconsejado.

En los adultos de países de una latitud de 41° y superior (Reino Unido, norte de Europa y algunos de América del Norte), tomar el sol con precaución y una dosis diaria de 1.000 IU en los meses de octubre a marzo cubrirá las necesidades de vitamina D de nuestro organismo.

LAS DIETAS COMPLEMENTADAS CON VEGETALES

Los *Sirtfoods* reúnen las mejores plantas y vegetales del planeta. De modo que no debería sorprender que los vegetarianos, quienes las incluyen de manera natural en su dieta, sean, según se ha demostrado, quienes padezcan menos enfermedades como el cáncer, la diabetes, las cardiopatías y la obesidad. La prestigiosa y autorizada Asociación Dietética Americana apoya con firmeza la dieta vegetariana, manifestando que es nutricionalmente adecuada y que aporta grandes beneficios para la salud, como la prevención de ciertas enfermedades.[12] La cocina basada en los vegetales es valiosa en sí misma y se merece un lugar en todas las mesas. Algo que ya habrás comprobado por ti mismo con algunos de los platos que incluye la dieta Sirtfood en la etapa 2, como el tajín de calabaza y dátiles (*véase* pág. 178), adecuado tanto para aquellos a quienes les gusta la carne como para vegetarianos.

Pero una dieta exclusivamente basada en vegetales es otra cosa, pues por muy buenos que sean los *Sirtfoods*, la dieta puede ser algo pobre. Sin las proteínas animales que complementen los *Sirtfoods*, se corre el riesgo de una carencia nutricional, aparte del selenio y la vitamina D.

Hemos visto antes lo importantes que son los ácidos grasos omega-3, y también que los vegetales carecen de ellos; por tanto, recomendamos a vegetarianos y veganos que tomen un suplemento diario de microalgas ricas en DHA.

Es posible que tanto vegetarianos como veganos tengan déficit de vitamina B_{12}. Esta vitamina sólo se obtiene de los productos animales (que incluyen lácteos y huevos); por tanto, una dieta sin proteínas de origen animal puede derivar antes o después en una carencia de esta vitamina. La carencia de vitamina B_{12} comporta el riesgo de sufrir en-

---

12. Duffield-Lillico, A. J. *et al.,* «Selenium supplementation, baseline plasma selenium status and incidence of prostate cancer: an analysis of the complete treatment period of the Nutritional Prevention of Cancer Trial». *BJU Int* 91, 608-12 (2003).

fermedades cardiovasculares, anemia, degeneración neurológica, depresión y demencia. Si deseas seguir una dieta estrictamente vegana, la mejor manera de hacer que sea completa es tomando suplementos de vitamina B_{12}.

El calcio es otro nutriente clave en las dietas basadas en exclusiva en vegetales: los veganos tienen un 30 % más de fracturas debido a su baja ingesta de calcio.[13] Aunque es posible obtener calcio en una dieta vegetal, hay que hacer un esfuerzo consciente por conseguirlo: verduras de hoja verde (col rizada, brócoli, col china); bebidas enriquecidas con calcio (leches de soja, almendra y arroz), tofu con calcio, nueces y semillas. E incluso así, es aconsejable tomar un suplemento moderado de calcio.

Finalmente, entre las personas que siguen dietas vegetales existen deficiencias importantes de yodo (un 80 % en los veganos y un 25 % en los vegetarianos).[14] La sal enriquecida con yodo es una manera eficaz de incrementar el nivel idóneo de yodo, aunque en algunos países es bastante difícil de conseguir este tipo de sal. Los veganos tienen más dificultad a la hora de conseguir un nivel aceptable de yodo, pues las fuentes principales se hallan en el pescado, el marisco y la leche. El yodo es un mineral vital para la formación de las hormonas tiroideas, las cuales son críticas en la regulación del metabolismo, de modo que a menos que las personas veganas usen una cantidad importante de sal yodada, con toda probabilidad tendrán que tomar un suplemento. Las algas marinas son muy ricas en yodo, pero pueden contener un exceso extremo, lo cual es tan negativo para la tiroides como su escasez, de manera que no se debe confiar en ellas.

13. Rayman, M. P. «Food-chain selenium and human health: emphasis on intake», *Br J Nutr*, 100, 254-68 (2008).
14. *Ibid.*

El efecto de la actividad física

La dieta Sirtfood consiste en tomar aquellos alimentos que por naturaleza fomentan la pérdida de peso de manera sostenida y el bienestar corporal. Pero existe el peligro de que al ver los beneficios que comporta uno piense que no necesita hacer ejercicio físico. Y hay muchos libros que refuerzan esa idea al asegurar que para perder peso, el ejercicio es ineficaz si se compara con los resultados de seguir una dieta adecuada. Como hemos visto antes, ésa no es la forma de llevar a cabo un plan para perder peso: es ineficaz y tiene muchas posibilidades de resultar dañina. Pero si bien es verdad que no hay necesidad de machacarse en la cinta de correr hasta ver las estrellas, o intentar batir marcas olímpicas, ¿por qué no pensar en la actividad cotidiana?

La realidad es que hoy en día somos mucho menos activos que antes. La era de la tecnología, dejando de lado todos los avances que ha aportado, ha hecho que casi nos olvidemos de la actividad física en nuestra vida diaria. A menos que nos lo propongamos realmente, en general no tenemos que preocuparnos por el ejercicio físico. Nos levantamos de la cama, llegamos conduciendo al trabajo, tomamos el ascensor, nos sentamos delante de un escritorio, conducimos hasta casa, comemos, vemos la televisión y nos volvemos de nuevo a la cama, y así un día tras otro.

Olvídate por un momento de perder peso y piensa en la multitud de beneficios para la salud vinculados a la actividad física. Entre esos beneficios se encuentran un menor riesgo de sufrir enfermedades cardiovasculares, hemiplejias, hipertensión, diabetes tipo 2, osteoporosis, obesidad y cáncer; además de tener un mejor estado de ánimo, dormir mejor, sentirnos más seguros y gozar de una amplia sensación de bienestar. Es cierto que muchos de los beneficios de estar activos provienen de cambiar nuestros genes de sirtuinas, pero no debemos tomar *Sirtfoods* como una razón para no realizar ejercicio físico. Al contrario, debemos tener en cuenta que una actividad física moderada es el complemento perfecto al consumo de *Sirtfoods*, pues estimula al máximo la activación de las sirtuinas y todos los beneficios que aportan, tal y como la naturaleza pretende.

Lo que proponemos es que hay que encontrar la manera de realizar diariamente una actividad física de unos 30 minutos y unas cinco veces por semana. Un paseo realizado con brío es una actividad moderada, si bien no hay que limitarse a eso. Cualquier deporte o actividad física con la que disfrutes será adecuada. Disfrutar y hacer ejercicio no tienen por qué ser cosas contradictorias. Los deportes en equipo o en compañía tienen el estímulo del aspecto social. Se trata, además, de realizar actividades cotidianas, como ir en bicicleta en vez de en automóvil; bajarse del autobús una parada antes, aparcar un poco lejos de casa para caminar un poco más. O cosas como subir escaleras y no tomar el ascensor, salir a arreglar las plantas del jardín, ir al parque a jugar con los niños, o salir más con el perro. Todo eso cuenta. Realizado de manera regular y con una intensidad moderada, cualquier cosa que signifique moverse un poco contribuirá a activar las sirtuinas y aumentará los beneficios de la dieta Sirtfood.

Llevar una actividad física de manera regular a la vez que se sigue una dieta Sirtfood aporta una explosión extra de sirtuinas. Todo lo que se necesita para conseguir el efecto de la actividad física es el equivalente a dar un paseo con ritmo de media hora cinco veces a la semana.

RESUMEN

- Si bien los veinte *Sirtfoods* principales siguen siendo los alimentos base, existen muchas otras plantas con propiedades activadoras de sirtuinas que deberían ser incluidas en nuestras dietas a fin de hacerlas más variadas.

- Una dieta rica en *Sirtfoods* y complementada con la inclusión de carne y pescado aporta todos los beneficios de la activación de las sirtuinas, además de satisfacer las necesidades de otros nutrientes esenciales.

- Como sucede con cualquier otra dieta, la Sirtfood no aporta las necesidades de selenio y vitamina D, por lo que es importante plantearse tomar suplementos.

- Si bien las personas veganas pueden obtener todos los beneficios de una dieta vegetal rica en *Sirtfoods*, deben prestar una atención especial a aquellos nutrientes que quizás son menos frecuentes en las plantas y optar por alimentos apropiados o tomar suplementos alimenticios.

- Se recomienda a los seguidores de la dieta Sirtfood que realicen una actividad física moderada durante unos 30 minutos, cinco veces por semana, a fin de obtener los máximos beneficios del ejercicio y estimular al máximo la activación de las sirtuinas.

11

Sirtfoods para todos

A medida que vamos profundizando más en el maravilloso mundo de los *Sirtfoods*, empezamos a darnos cuenta de lo mucho y bien que podemos introducirlos en nuestra vida. Somos muy conscientes de que no hay dos personas que coman lo mismo, y que hay muchas personas preocupadas por la salud que se comprometen con cierta manera de comer, como, por ejemplo, atendiendo al ayuno intermitente, a las dietas bajas en hidratos de carbono, a la paleodieta o a la dieta sin gluten, por citar las más populares. Para algunos no funcionan en absoluto, mientras que otros las defienden a ultranza. ¿Pero cómo encajan los *Sirtfoods* en ellas?

En un momento de clara iluminación, vimos muy claro que cada una de esas dietas ganaría muchísimo si incluyera *Sirtfoods*. Los beneficios que la gente obtiene de ella (salud y pérdida de peso) aumentarían con sólo añadir *Sirtfoods* en las cantidades adecuadas. Así que los *Sirtfoods* son universales: si existe un modo de alimentarte que funciona, añádele *Sirtfoods* y obtendrás mejores resultados.

Ambos somos médicos muy ocupados, de modo que a medida que nuestro entusiasmo por integrar los *Sirtfoods* ha ido aumentando, hemos ido integrándolos cada vez más en las dietas de las personas con las que trabajamos, con independencia de su modo de comer. Nuestra conclusión es clara: los *Sirtfoods* no sólo son compatibles con otras dietas, sino que las potencian de manera extraordinaria. De hecho, los *Sirtfoods* son ingredientes esenciales en cualquier dieta popular, por lo que pasarlos por alto es perder una baza extraordinaria.

El ayuno intermitente. La dieta 5:2

El ayuno intermitente, conocido también como IF (siglas en inglés de *Intermittent Fasting*), se ha convertido en los últimos años en un extraordinario fenómeno del mundo de las dietas que está encarnado en la exitosa dieta 5:2. Consiste en restringir el consumo de calorías a 500 o 600 al día, o bien dos veces a la semana, y los otros cinco días comer cuanto se desee.

Aunque no se ha hecho hasta el momento una investigación sólida en torno a este tipo de ayuno, parece ser que conlleva beneficios para la salud, pues reduce el peso y mejora el riesgo de sufrir enfermedades. Pero por lo que hemos visto no es adecuada para grandes grupos de población, causa una pérdida no deseable de masa muscular y sólo es efectiva si se sigue a rajatabla. Y, obviamente, ésta es la causa por la que este tipo de dietas no nos seduce en absoluto. Según nuestra experiencia clínica, la mayoría de la gente fracasa a la hora de seguir ese tipo de ayuno intermitente. Pasar hambre es una sensación desagradable que va reconcomiendo a cualquiera, de modo que no sorprende que no guste sentirse hambriento con tanta frecuencia.

La dieta de ayuno intermitente no es una panacea. Por una u otra razón es muy popular, y hay quien apuesta por ella. Eso es algo que respetamos totalmente, claro está, pero, ¿por qué no mejorar esa dieta de ayuno «sirtfoodeándola»?

Al introducir los *Sirtfoods*, consigues todos los beneficios que aportan a la hora de reducir los efectos adversos del ayuno, entre ellos el de saciar el hambre y conservar la masa muscular. Pero, además, su inclusión aporta otro extra: recordarás que los beneficios del ayuno median en la activación de las sirtuinas, y de ese modo funcionan los *Sirtfoods*. Esto significa que teniendo los *Sirtfoods* para compartir la «carga» del ayuno, puedes aumentar la ingesta de calorías hasta un nivel mucho más llevadero, a la vez que consigues los mismos beneficios.

Eso es exactamente lo que hemos descubierto en nuestra práctica clínica. Con la mera inclusión de zumos ricos en *Sirtfoods* (como el que se utiliza en este libro) en una dieta IF, los seguidores han podido pasar de la escasa ingesta de 500 o 600 calorías en los días de ayuno a 800 o 1.000 calorías, una cantidad mucho más soportable.

De modo que si te inclinas por una dieta de ayuno intermitente, si no te aprovechas de los *Sirtfoods*, además de perder una buena solución, vas a pasarlo mal esos días de ayuno. Y, además, existe otro punto que hay que tener en cuenta, otro aspecto en el que saldrías ganando al incluir los *Sirtfoods* en la dieta de ayuno. En ese tipo de dietas cuenta muy poco, si es que cuenta algo, la *calidad* de la dieta, pues todo se centra en la escasez de calorías de los días de ayuno. De hecho, sus seguidores defienden con vehemencia que el resto de días puedes comer lo que quieras. Y lo que quieras puede ser bueno, malo u horroroso, pues parece ser que eso no importa en absoluto. Pero, según sabemos, el organismo necesita un aporte continuo de nutrientes esenciales a fin de que todo en él funcione de manera adecuada. ¿Cabe esperar que la cosa salga bien si privamos al organismo de una alimentación adecuada tomando cualquier alimento manipulado y procesado, después de haber estado ayunando dos días y, por otra parte, mantener a raya enfermedades como el Alzheimer o una cardiopatía?

¿Y si, en cambio, incluimos alimentos nutritivos ricos en *Sirtfoods* también los días que no son de ayuno? No sólo quemarías grasas y mejorarías tu salud dos veces a la semana: lo harías durante siete días, toda la semana. Creemos que esta evolución en la dieta de ayuno es pan comido, es el equivalente a pasar de la televisión en blanco y negro a la de alta definición.

Dieta baja en hidratos de carbono

Desde que el señor Atkins, el padre de las dietas pobres en hidratos de carbono, alcanzó una notoriedad meteórica, este tipo de dietas se ha convertido en un punto de referencia del panorama de perder peso. Hay otras versiones, como la de la dieta Dukan, que siguen fomentando la dieta baja en hidratos de carbono. Ambas han hecho que las ventas de libros de dietas llegaran a alcanzar decenas de millones. Si bien esas dietas pueden ser excesivas, en especial en las primeras fases de «asalto», el sentimiento general refleja un gran cambio de actitud respecto a lo nocivo de la ingesta de azúcar e incluso de los hidratos de carbono. Cada vez más, la gente abandona el barco que se hunde del paradigma de las dietas bajas en grasas y se pasa al campo de batalla en el que los hidratos de carbono son el enemigo.

Uno de los beneficios de la dieta Sirtfood es que no significa meterse en ese conflicto territorial. Es una dieta de inclusión, lo que significa que no tienes que pronunciarte a favor de ninguno de esos campos ni excluir un grupo de alimentos de tu dieta a fin de conseguir el cuerpo que deseas. Sin embargo, apreciamos que mucha gente prefiera comer menos hidratos de carbono. ¿Pero dónde encajan los *Sirtfoods*?

Si te convence encaminarte hacia una dieta baja en hidratos, te instamos a que no economices en *Sirtfoods*, sino que los aproveches al máximo. Según nuestra experiencia clínica, una de las trampas en las que cae la gente que sigue dietas pobres en hidratos es que no toma alimentos vegetales que los contienen. Las comidas empiezan a basarse mucho en carnes (y a menudo procesadas), pescado, huevos, queso y otros productos lácteos, y las verduras quedan relegadas a un segundo plano.

Pero si contienen pocos hidratos de carbono, es que son buenas... O al menos eso nos han dicho.

He aquí que la idea de que los alimentos basados en plantas no tienen una importancia decisiva en nuestras dietas pulula en prácticamente todo lo que sabemos acerca de nutrición y salud. Una dieta carente de la gran cantidad de sustancias beneficiosas que contienen los vegetales poco hará por evitar una avalancha de enfermedades crónicas como demencias, cardiopatías y cánceres. Pero es perfectamente plausible integrar una gran cantidad de *Sirtfoods* en una dieta pobre en hidratos de carbono. Si echas un vistazo a la lista de los veinte *Sirtfoods* principales, descubrirás que la gran mayoría de ellos son por naturaleza bajos en hidratos de carbono. Hablamos de una gran abundancia de verduras de hoja verde (apio, achicoria, col rizada, rúcula, cebolla), hierbas aromáticas (levístico, perejil), especias (chile ojo de pájaro, cúrcuma), alcaparras, nueces, cacao y aceite de oliva virgen extra, sin olvidar las bebidas (café y té verde). Y en cuanto a la fruta, tan a menudo objetivo de ataque de las dietas pobres en hidratos, intervienen como una simple cucharadita de hidratos de carbono en una generosa ración de 100 gramos.

Para nosotros, el resultado final es éste: ninguna dieta baja en hidratos de carbono debe ser una dieta baja en *Sirtfoods*. Incorporarlos no sólo incrementa los beneficios de perder peso de una dieta baja en hidratos, sino que además aumenta en gran medida su potencial de salud.

Paleodieta

En pocas palabras, la paleodieta defiende la idea de que debemos comer aquellos alimentos que supuestamente comían nuestros antepasados antes de la aparición de la agricultura moderna y de la más reciente industrialización de los alimentos. Hablamos sobre todo del tipo de alimentación del hombre cazador-recolector o del hombre de las cavernas, es decir, de una dieta basada en carnes, pescado, fruta, verdura y frutos secos, de la que se excluyen los productos lácteos, los cereales, el azúcar y los alimentos procesados.

A los seguidores de la paleodieta les planteamos lo siguiente: ¿qué puede ser más dieta paleolítica que comer los vegetales con los que hemos evolucionado y que han cambiado nuestros genes de sirtuinas? Recordarás que tanto las plantas como los animales han desarrollado métodos para enfrentarse a los estresantes del entorno, como la deshidratación, la luz solar, la falta de nutrientes o el ataque de los agresores. Debido a su naturaleza sedentaria (no pueden huir), las plantas han desarrollado un sistema de respuesta al estrés especialmente sofisticado, produciendo un despliegue complejo de polifenoles que les permite batallar con su entorno. Durante milenios, los seres humanos han ingerido esos polifenoles, respaldándose en esas señales de respuesta al estrés que crean las plantas y cosechando los enormes beneficios de cambiar los propios genes de las sirtuinas.

¿Qué dieta puede ser más paleolítica que consumir los componentes vegetales activadores de sirtuinas que nuestros antepasados recolectores y cazadores habrían desarrollado? ¿Los *Sirtfoods* con la pieza que falta en la filosofía de la paleodieta?

Dieta sin gluten

Los beneficios de la dieta Sirtfood para cualquier persona que necesita evitar tomar gluten estriba en que los veinte *Sirtfoods* principales están libres de gluten de manera natural. El gluten es un tipo de proteína que se encuentra en el trigo, el centeno y la cebada. Algunas personas con intolerancia al gluten pueden ser también intolerantes a la avena (por la contaminación cruzada). Los que sufren enfermedades autoinmunes, o celiaquía, algo que afecta a una de cada cien personas en Reino Unido y Europa, son hipersensibles al gluten y no pueden consumirlo, pero dejando de lado este serio problema de intolerancia al gluten, cada vez hay más personas que intentan seguir dietas sin gluten y con frecuencia descubren que se sienten mejor.

Cuando la gente se implica en dietas sin gluten, lo que significa no tomar alimentos esenciales como pan, pasta y otros muchos elaborados con productos que contienen esa proteína, uno de los grandes problemas a los que se enfrenta es que la dieta es nutricionalmente incompleta y no aporta el gran número de nutrientes y fibra necesarios para tener una buena salud. Lo extraordinario de la dieta Sirtfood es que en ella uno de los *Sirtfoods* estrella es el trigo sarraceno o alforfón, un pseudocereal que hemos visto en capítulos anteriores, muy nutritivo y carente de gluten por naturaleza. Además, es suficientemente versátil para constituir un excelente sustitutivo a los cereales con gluten, pudiéndose tomar en harina, pastas, copos o fideos.

Es obvio que las mejores dietas son aquellas variadas y diversas, no repetitivas y monótonas. Hemos visto que la quinoa, otro pseudocereal, no sólo no contiene gluten, sino que además contiene muchos nutrientes activadores de sirtuinas, lo que la hace un perfecto soporte del trigo sarraceno. Además de poder tomarla como si fuera un cereal, la quinoa también está disponible como harina, copos y pasta en las tiendas de productos dietéticos y en proveedores de internet.

La quinoa y el trigo sarraceno adquieren protagonismo en la vida de cualquier persona que adopte una dieta sin gluten y, además, no sólo son una buena alternativa a otros cereales, sino que además aportan a la dieta las credenciales *Sirtfood*.

No podemos dejar pasar el tema de las dietas sin gluten sin llamar la atención sobre la abundancia de «comida basura» que hay en las estanterías de los supermercados con la etiqueta «sin gluten». Son productos sin gluten, muy procesados, azucarados y refinados, que se ofrecen como alternativa a los pasteles, galletas, bizcochos, cereales del desayuno, etc. Esto se ha convertido en una industria de grandes proporciones, pero no hay que caer en la trampa y pensar que un producto etiquetado como «sin gluten» ha de ser de manera obligatoria saludable. La mayoría de esos alimentos son basura nutricionalmente hablando. Si sigues una dieta sin gluten, aconsejamos que enriquezcas tus comidas con *Sirtfoods*, alimentos que de un modo natural carecen de gluten, y que lleves su salud y tu bienestar a un grado superior.

RESUMEN

- Los *Sirtfoods* son no sólo compatibles con todas las dietas, sino que, además, potencian en gran medida sus beneficios.
- Seguir una dieta rica en *Sirtfoods* significa que la restricción calórica de un ayuno intermitente es menos severa, pues los beneficios serán los mismos, sino mayores.
- Las dietas bajas en hidratos de carbono que contienen pocas verduras mejoran ostensiblemente con la inclusión de *Sirtfoods*.
- Los *Sirtfoods* son alimentos paleolíticos por antonomasia; contienen polifenoles que los humanos han hecho evolucionar comiéndolos y cosechando sus beneficios desde hace milenios.
- Los veinte *Sirtfoods* principales son alimentos carentes de gluten de manera natural, lo que los hace aptos para cualquiera que siga una dieta sin esta proteína.

12

Preguntas y respuestas

¿DEBO HACER EJERCICIO DURANTE LA ETAPA 1?

Realizar ejercicio de manera regular es una de las mejores cosas que puedes hacer por tu salud general, y un ejercicio físico moderado ayuda a perder peso y beneficia la salud durante la etapa 1 de la dieta. Como norma general, animamos a que continúes tu nivel habitual de ejercicio y actividad física a lo largo de los primeros siete días de la dieta Sirtfood; sin embargo, te aconsejamos que permanezcas en tu zona de confort, pues un ejercicio demasiado prolongado o demasiado intenso puede producirte mucho estrés. Escucha a tu cuerpo, no tienes por qué obligarte a hacer más ejercicio durante la etapa 1, deja que los *Sirtfoods* hagan el trabajo duro por ti.

YA ESTOY DELGADO, ¿TENGO QUE SEGUIR HACIENDO DIETA?

No aconsejamos la etapa 1 a personas que tengan menos peso del que deberían tener. Una buena manera de saber si tienes poco peso es calcular el IMC, es decir, el índice de masa corporal. Sabiendo tu altura y tu peso puedes calcular fácilmente el IMC utilizando algunos de los numerosos calculadores que encontrarás en internet. Si tu IMC se encuentra entre 18,5 y 20, debemos advertirte de que si sigues la dieta, tu IMC puede descender por debajo de los 18,5 puntos. Aunque hay gente que aspira a estar muy delgada, lo cierto es que el hecho de tener menos peso del recomendado puede afectar de un modo negativo a muchos aspectos de la salud, como, por ejemplo, al sistema inmunitario, aumentar el riesgo de sufrir osteoporosis (debilitación de los huesos) y problemas de fertilidad. Por tanto, no aconsejamos seguir la fase 1 de la dieta si se está por debajo de peso, y sí integrar muchos *Sirtfoods* en una alimentación equilibrada para poder obtener todos los beneficios posibles que esos alimentos proporcionan.

Sin embargo, si eres una persona delgada pero tienes un IMC entre 20 y 25, no hay nada que te impida empezar. Gran parte de los participantes en la prueba piloto tenía un IMC dentro de un índice saludable, pero aun así perdieron gran cantidad de peso y ganaron tonicidad. Es muy importante destacar que muchos participantes afirmaron que habían mejorado significativamente en cuanto a energía, vitalidad y apariencia se refiere. Recuerda que la dieta Sirtfood se basa tanto en potenciar la salud como la pérdida de peso.

ESTOY OBESO, ¿ES ADECUADA LA DIETA SIRTFOOD?

¡Sí! No te dejes desalentar por el hecho de que sólo un pequeño porcentaje de los participantes en nuestra prueba piloto fuera obeso. Eso se debe a que el estudio se realizó en un gimnasio, en un club en el que, por lo general, la gente está más en forma y es más consciente de los temas de salud. En su lugar, debe animarte el dato de que las pocas personas obesas que participaron consiguieron incluso mejores resultados que las que tenían un peso saludable. Según las investigaciones sobre la activación de las sirtuinas, tú también debes esperar obtener grandes y óptimos cambios en tu organismo y en tu bienestar. Ser obeso aumenta el riesgo de sufrir numerosos problemas de salud de carácter crónico, pero los *Sirtfoods* te protegen de ellos.

HE ALCANZADO EL PESO QUE DESEABA Y YA NO QUIERO PERDER MÁS KILOS ¿DEBO DEJAR DE TOMAR *SIRTFOODS?*

En primer lugar, ¡felicidades por haber conseguido perder los kilos que querías! Has conseguido un gran éxito con los *Sirtfoods*, pero esto no acaba aquí. No te aconsejamos que sigas limitando las calorías, pero sí que sigas aportando *Sirtfoods* según los principios que se explican en las págs. 11-12. Muchos de nuestros clientes cuentan ahora con una composición corporal ideal, pero continúan con dietas ricas en *Sirtfoods*. Lo genial en torno a los *Sirtfoods* es que son una manera de vivir, y el mejor modo de pensar en ellos con respecto al control del peso es que ayudan al cuerpo a tener el peso y la composición idónea. A partir de aquí, los *Sirtfoods* contribuyen a mantenerte, y a que te veas y te sientas maravillosamente bien. Ése es sobre todo el objetivo que deseamos que consigan todos los seguidores de la dieta Sirtfood.

YA HE ACABADO LA ETAPA 2. ¿DEBO DEJAR DE TOMAR POR LAS MAÑANAS EL ZUMO VEGETAL *SIRTFOOD?*

Tomar el zumo vegetal es nuestro modo favorito de conseguir *Sirtfoods* para empezar el día. Nuestro zumo vegetal ha sido pensado cuidadosamente, de modo que incluya ingredientes que aportan un amplio espectro de nutrientes activadores de sirtuinas, quemagrasas y estimulantes del bienestar. Sin embargo, estamos a favor de la variedad, y si bien aconsejamos seguir con un zumo matutino, apoyamos a quienes deseen experimentar con otras bebidas *Sirtfood*.

ESTOY TOMANDO MEDICACIÓN, ¿ES BUENO SEGUIR LA DIETA?

La dieta Sirtfood es apta para la mayoría de la gente, pero debido a sus potentes efectos sobre las grasas y la salud puede que altere ciertos procesos de la enfermedad y también la acción de los fármacos prescritos por el médico para combatirla. Asimismo, ciertos fármacos no son apropiados en una dieta de ayuno.

Durante los ensayos con la dieta Sirtfood, valoramos la idoneidad de cada persona antes de que se embarcara en la dieta, sobre todo en los casos de aquellas que estaban tomando medicación. Está claro que eso es algo que no podemos hacer por ti, de modo que si estás tomando fármacos o tienes algunas otras razones para estar preocupado por la dieta te aconsejamos que antes de iniciarla lo consultes con tu médico. Lo más probable es que todo vaya a ir bien y que obtengas grandes beneficios de la dieta, pero es importante cerciorarse antes.

¿PUEDO SEGUIR LA DIETA ESTANDO EMBARAZADA?

Si estas embarazada o intentas quedarte embarazada no te aconsejamos que empieces la dieta Sirtfood. Se trata de una dieta muy eficaz para perder peso, y, por tanto, no es apropiada en esas circunstancias. Sin embargo, no te prives de incluir muchos *Sirtfoods* en una dieta para embarazadas variada y equilibrada, pues se trata de unos alimentos extraordinariamente saludables. Deberás evitar el vino tinto, por el alcohol, y limitar todo lo que contenga cafeína, como el café, el té verde y el cacao; en la actualidad, el gobierno británico aconseja no exceder durante el embarazo el consumo de cafeína de unos 200 miligramos diarios (una taza de 250 mililitros). El café instantáneo contiene, por lo general, 100 miligramos de cafeína. Aparte de eso, una embarazada puede beneficiarse del resto de *Sirtfoods* que incluya su dieta.

¿SON LOS *SIRTFOODS* APROPIADOS PARA LOS NIÑOS?

La dieta Sirtfood es una dieta muy potente para perder peso y no es adecuada para los niños. Pero ello no significa que los niños deban perderse la inclusión de más *Sirtfoods* en su dieta general y aprovechar sus excelentes beneficios para la salud. Existe una gran cantidad de *Sirtfoods* extraordinariamente saludables para los niños, que son una gran ayuda para equilibrar y complementar sus dietas. Muchas de las recetas pensadas para la etapa 2 de la dieta fueron creadas pensando en las familias, incluidas las preferencias infantiles.

Platos como la pizza *Sirtfood* (pág. 185), la carne con Sirt chile (pág. 204), y los bocados *Sirtfood* (pág. 185) son alimentos perfectamente adecuados para los niños, con un valor nutricional muy superior a lo que, por lo general, toman los pequeños.

Si bien la mayoría de los *Sirtfoods* son alimentos muy saludables para los niños, no aconsejamos el zumo vegetal, tan concentrado en *Sirtfoods* quemagrasas. También queremos advertir de las significativas cantidades de cafeína que contienen el café y el té verde. Asimismo, hay que tener cuidado con la inclusión de chile en las comidas y adaptar las recetas para los niños.

¿ES POSIBLE QUE DURANTE LA ETAPA 1 ME SIENTA CANSADO O TENGA DOLOR DE CABEZA?

La etapa 1 de la dieta Sirtfood proporciona componentes alimenticios de alto poder nutricional en cantidades que la mayoría de las personas no pueden obtener en una dieta normal, y hay personas que reaccionan a ese gran cambio nutricional. Esas reacciones pueden incluir síntomas como ligeros dolores de cabeza o cansancio, si bien, según nuestra experiencia, son trastornos leves y de escasa duración.

Y, obviamente, si los síntomas son más graves, o te preocupan de algún modo, te aconsejamos que busques consejo médico. Dicho esto, debemos aclarar que nunca hemos visto otros síntomas que no fueran ligeros, ocasionales y fáciles de resolver, y que en pocos días la mayoría de las personas ha recuperado su energía, su vigor y su bienestar.

¿DEBO TOMAR SUPLEMENTOS?

A menos que estén prescritos por el médico o por algún profesional de la salud, no aconsejamos tomar suplementos nutricionales durante la etapa 1 de la dieta Sirtfood. Ya estás ingiriendo una gran cantidad de componentes naturales sinérgicos a través de los *Sirtfoods*, y ésos son los que te harán bien.

No puedes reproducir esos beneficios con suplementos nutricionales y, de hecho, algunos de ellos, especialmente si se toman en dosis altas, pueden interferir en los efectos beneficiosos de los *Sirtfoods*, lo cual es lo último que querrías.

Creemos que siempre que sea posible es mucho mejor obtener los nutrientes que necesitas a través de una dieta equilibrada y rica en *Sirtfoods* que tomando suplementos. Sin embargo, es muy difícil conseguir la cantidad concreta de cada uno de los nutrientes que uno necesita, por mucho que se intente. Los dos nutrientes de los que es posible que carezcas son la vitamina D (en los meses de invierno) y el selenio. Para conseguirlos, en las págs. 133-134 encontrarás unas recomendaciones específicas. En cuanto a las personas veganas, deben seguir unas determinadas indicaciones nutricionales, y en las págs. 136-137 encontrarás consejos específicos para quienes siguen dietas estrictamente vegetarianas.

¿CON QUÉ FRECUENCIA PUEDO REPETIR LAS ETAPAS 1 Y 2?

Puedes repetir la etapa 1 si consideras que necesitas perder peso o mejorar la salud, aunque hemos descubierto que no es necesario repetirla más de una vez cada 3 meses. Pero si crees que algo no funciona, que necesitas mejorar o algo más de intensidad de *Sirtfoods*, te aconsejamos que repitas algunos o todos los días de la etapa 2 con la frecuencia que desees. Después de todo, la etapa 2 va encaminada a establecer un modo de alimentación a largo plazo. Pero una de los beneficios de la dieta Sirtfood es que no requiere sentirse como si uno estuviera haciendo una «dieta» interminable, sino como el trampolín para desarrollar unos cambios dietéticos positivos y a largo plazo que darán pie a un individuo más ágil, esbelto y saludable.

HE OÍDO HABLAR DE LOS SUPERALIMENTOS, ¿DEBO INCLUIRLOS TAMBIÉN EN LA DIETA?

Lo primero que tienes que saber acerca del término «superalimento» es que no es en absoluto un término científico, sino que se trata de un eslogan comercial. No es necesario que te preocupes por los llama-dos superalimentos, ya que la dieta Sirtfood aporta los alimentos más saludables del planeta en una revolucionaria forma novedosa de alimentarse. Del mismo modo que es un error confiar en una sola vi-tamina para estar más sanos, también lo es confiar sólo en un «supera-limento» para conseguir lo mismo. La clave para poder perder peso y conseguir un estado de salud duradero es seguir la dieta completa con su espectro completo de *Sirtfoods* y sus numerosos componentes natu-rales.

¿TENGO QUE HACER LA ETAPA 1 EN LOS SIETE DÍAS? ¿PUEDO HACERLA EN MENOS DÍAS?

No hay nada mágico en que la etapa 1 dure siete días. Simplemente lo decidimos así en nuestra prueba clínica. Lo decidimos de este modo porque era un período suficiente para obtener excelentes resultados, pero no demasiado largo para que resultara difícil seguirlo. Además, así encaja de manera adecuada en la vida de las personas. La prueba la hicimos con sietes días y se comprobó que eran efectivos. Sin embar-go, si por alguna razón consideras que debes eliminar el período en uno o dos días, puedes hacerlo. No te preocupes, seguirás cosechando la parte esencial de los beneficios.

SI TOMO MUCHOS *SIRTFOODS*, ¿PUEDO COMER LO QUE QUIERO Y AUN ASÍ VER RESULTADOS?

Una de las razones principales por las que la dieta Sirtfood funciona tan bien es porque fomenta los buenos alimentos en vez de demonizar los alimentos malos. Las dietas de exclusión simplemente no funcionan a largo plazo. Es cierto que los alimentos procesados ricos en azúcar y en grasas reducen la actividad de las sirtuinas en el organismo y, por consiguiente, un gran consumo de éstos limitaría, a su vez, los beneficios de los *Sirtfoods*. Sin embargo, si sigues teniendo como objetivo una dieta rica en *Sirtfoods*, según nuestra experiencia, descubrirás que quedas más satisfecho, te apetecerán menos los alimentos procesados y el resultado es que acabarás consumiendo menos comida basura que el promedio de la gente. Si de vez en cuando caes en la tentación y comes alguno de esos alimentos, no te preocupes, gracias a la potencia de los *Sirtfoods*, el resto del tiempo seguirás cosechando sus beneficios.

¿PUEDO TOMAR TANTOS *SIRTFOODS* COMO DESEE, INCLUSO LOS RICOS EN CALORÍAS Y AUN ASÍ PERDER PESO?

¡Sí! Estar pendiente de las calorías y contarlas es un «progreso» del mundo moderno. A lo largo de todas las culturas y las incontables generaciones que se han beneficiado de los *Sirtfoods*, ese concepto no ha aparecido, no existía, y sencillamente no era necesario. La gente comía lo que le gustaba y se mantenía delgada y libre de enfermedades. Teniendo en cuenta sus efectos reguladores del metabolismo y el apetito, no tienes que preocuparte por el hecho de comer demasiados *Sirtfoods*. No es que eso sea una invitación tipo reto «come cuanto quieras», tan sólo afirmamos que puedes comer los *Sirtfoods* que quieras para poder satisfacer tu apetito natural. Nuestra única excepción es la de los dátiles medjool. Su inclusión muestra que los alimentos ricos en azúcar no tienen por qué ser dañinos si se toman tal y como la naturaleza los generó, y con moderación. Pero la moderación es aquí la clave para hacer de los dátiles un premio sin ningún tipo de culpa. En cuanto a la bebida, en lo que al consumo de vino tinto se refiere, ni que decir tiene que se debe tomar de manera responsable y segura, según las recomendaciones.

¿ES MEJOR LO ECOLÓGICO?

En un mundo ideal, aconsejaríamos optar por la producción ecológica siempre que sea posible, práctico y asequible. Si bien existen pocas pruebas de que difiera el nivel de vitaminas y minerales entre los productos ecológicos y los que no lo son, ¿qué sucede con los nutrientes activadores de sirtuinas?

Es probable que los productos ecológicos aporten un mayor contenido en nutrientes activadores de sirtuinas. Recuerda que los polifenoles activadores de sirtuinas que se encuentran en las verduras se producen en respuesta al estrés medioambiental, y sin el uso intensivo de pesticidas, los productos ecológicos tendrán que batallar un poco más para disuadir y mantener a raya a los predadores ambientales. Quizá eso hace que se produzca una cantidad mayor de polifenoles, y, por ello, es posible que la producción ecológica produzca potencialmente un *Sirtfood* más potente que su equivalente no ecológico.

Si bien es preferible el cultivo ecológico, aunque elijas productos no ecológicos seguirás consiguiendo unos maravillosos resultados en tu dieta Sirtfood. Podríamos decir que lo ecológico es la guinda del pastel.

¿CUÁL ES EL LUGAR IDÓNEO PARA CONSEGUIR LOS PRODUCTOS QUE SE USAN EN LA DIETA SIRTFOOD?

La dieta Sirtfood es una dieta de inclusión, y la gran mayoría de los alimentos recomendados en ella son muy asequibles y los encontrarás en cualquiera de los sitios donde sueles comprar. Tan sólo hay un pequeñísimo grupo de ingredientes de esta dieta que son un poco menos conocidos, y somos conscientes de que necesitas que indiquemos ciertas cosas. Por otra parte, hemos descubierto algo que queremos compartir contigo, como, por ejemplo, qué alimentos que contienen chocolate están alcalinizados (algo que destruye muchos de los beneficiosos flavonoides) y cuáles no lo están.

Chocolate: nuestra mejor apuesta es Lindt Excellence con un 85 % de cacao. Hemos sabido a través de Lindt que no está alcalinizado (a pesar de que el que contiene un 90 % de cacao se alcaliniza, por lo que los porcentajes más altos no son necesariamente mejores), por tanto, contiene niveles más altos de los beneficiosos flavanoles. Y nuestra mejor opción, por los mismos motivos, para el cacao en polvo es la marca Rowntrees, en Reino Unido, y Hersheys Natural, en Estados Unidos, por ejemplo.

Matcha: nos gusta la opción del Do Matcha (www.domatcha. co.uk) porque es un producto de segunda cosecha mucho más económica, comparada con las caras versiones de los tés matcha ceremoniales. Es perfecto porque no sólo es más asequible, sino también porque el nivel de los nutrientes activadores de sirtuinas es en realidad más alto en el té de segunda cosecha, tal vez debido a una mayor exposición al estrés medioambiental.

Trigo sarraceno: el alforfón, o trigo sarraceno, en grano, y también en harina, se encuentra fácilmente en los supermercados, pero hay otras formas recomendadas en nuestras recetas que no son tan fáciles de encontrar. Pero muchas de ellas se venden en tiendas de alimentación especializadas o en Internet. Aquí tienes algunas marcas que comercializan trigo sarraceno en otras formas:

- Pasta (espirales de alforfón), de Orgran (www.orgran.com).
- Fideos (fideos *soba* japoneses, cien por cien de alforfón), de Clearspring (www.clearspring.co.uk).
- Copos y cereales hinchado: www.bigoz.co.uk

13

Recetas

A continuación se mencionan algunas observaciones importantes sobre estas recetas:

- Los chiles «ojos de pájaro» (también llamados chiles tailandeses) son uno de los veinte *Sirtfoods* principales y aparecen con frecuencia en nuestras recetas. Si no los has probado nunca, ten en cuenta que son más picantes que los normales.

  Si no estás acostumbrado a la comida picante, es preferible que empieces con la mitad de la cantidad de chile sugerida en la receta, y también que elimines las semillas antes de utilizarlo. A partir de ahí, utiliza la cantidad de picante que prefieras incluir en la dieta.
- El *miso* es una pasta deliciosa aromatizada elaborada con habas de soja. La encontrarás en varios colores, generalmente blanco, amarillo, rojo y marrón. Las variedades de pasta de *miso* más claras son más dulces que las oscuras, que suelen ser bastante saladas. En nuestras recetas queda muy bien el *miso* rojo o el marrón, pero es importante que los pruebes y decidas qué sabor prefieres. El *miso* rojo suele ser más sabroso; por tanto, si te decides por él quizás prefieras añadir menos cantidad. Eso significa al principio un poco de prueba y error, pero de inmediato sabrás adecuarlo.

- Si no has cocinado antes con alforfón, debes saber que no hay nada más fácil. Te aconsejamos que antes de llevarlo a ebullición, lo laves antes en un colador. El tiempo de cocción puede oscilar de 3 a 8 minutos, de modo que lo mejor es que compruebes las instrucciones del paquete.
- El perejil común es perfecto para todos los platos, pero si no lo encuentras, también puedes emplear el de hoja rizada.
- Las cebollas, el ajo y el jengibre siempre se añaden sin piel, a menos que se indique lo contrario.
- ¡En estas recetas no se usan sal y pimienta, pero puedes utilizar sal marina y pimienta negra al gusto siempre que lo desees. Los *Sirtfoods* aportan tanto sabor que probablemente no necesitarás añadir nada más.

BATIDO *SIRTFOOD*

1 RACIÓN

100 g de yogur griego o bien un yogur vegano (de soja o de coco)
6 mitades de nuez
8-10 fresas medianas
un puñado de col rizada, sin tallo
20 g de chocolate negro (85 % de cacao)
1 dátil medjool sin hueso
½ cucharadita de cúrcuma en polvo
1 rodaja de 1-2 mm de chile «ojo de pájaro»
200 ml de leche de almendras sin azúcar

Bate bien todos los ingredientes hasta que obtengas una mezcla uniforme.

MUESLI SIRT

Si lo deseas, puedes prepararlo la noche anterior. Mezcla todos los ingredientes secos y consérvalos en un recipiente hermético. Al día siguiente, lo único que tienes que hacer es añadir las fresas y el yogur.

1 RACIÓN

20 g de copos de trigo sarraceno
10 g de copos hinchados de trigo sarraceno
15 g de coco en copos
40 g de dátiles medjool troceados
15 g de nueces troceadas
10 g de chips de cacao
100 g de fresas troceadas
100 g de yogur griego (o una alternativa vegana, como el yogur de coco o de soja)

Mezcla todos los ingredientes (excepto las fresas y el yogur si no lo vas a tomar de inmediato).

YOGUR GRIEGO CON FRUTOS DEL BOSQUE, NUECES Y CHOCOLATE NEGRO

1 RACIÓN

125 g de frutas del bosque variadas
150 g de yogur griego (o una alternativa vegana, como el yogur de coco o de soja)
25 g de nueces troceadas
10 g de chocolate negro rallado (85 % de cacao)

Sólo tienes que poner en un cuenco los frutos del bosque que prefieras y añadir el yogur. Corona con las nueces troceadas y el chocolate.

HUEVOS REVUELTOS CON ESPECIAS

1 RACIÓN

1 cucharadita de aceite de oliva virgen extra
20 g de cebolla roja, finamente picada
½ chile «ojo de pájaro» finamente picado
3 huevos medianos
50 ml de leche
1 cucharadita de cúrcuma
5 g de perejil finamente picado

Calienta el aceite en una sartén y rehoga la cebolla y el chile hasta que estén blandos, pero sin que hayan adquirido color.

Bate los huevos con la leche, la cúrcuma y el perejil. Viértelo en la sartén y cocínalo a temperatura media sin dejar de remover, hasta que obtengas una textura semejante a unos huevos revueltos, teniendo cuidado de que no se peguen o se quemen.

REVUELTO DE CHAMPIÑONES Y TOFU

1 RACIÓN

100 g de tofu firme
1 cucharadita de cúrcuma en polvo
1 cucharadita de curry en polvo
20 g de col rizada
20 g de cebolla roja finamente picada
½ chile «ojo de pájaro», finamente picado
50 g de champiñones finamente troceados
1 cucharada de aceite de oliva virgen extra
5 g de perejil finamente picado

Envuelve el tofu en papel de cocina y coloca un peso encima para que se escurra bien.

Mezcla la cúrcuma y el curry y añade un poco de agua hasta que adquiera la consistencia de una pasta. Cocina la col rizada al vapor de 2 a 3 minutos.

Calienta el aceite en una sartén y rehoga a fuego medio la cebolla, el chile y los champiñones de 2 a 3 minutos, hasta que empiecen a dorarse.

Trocea el tofu en pedazos pequeños y agrégalo a la sartén, espolvorea las especias y mezcla bien. Cocínalo a fuego medio de 2 a 3 minutos para que las especias también se cocinen y el tofu empiece a dorarse. Incorpora la col rizada y prosigue la cocción un minuto más. Por último, añade el perejil, mezcla bien y sirve.

TORTILLA *SIRTFOOD*

1 RACIÓN

50 g de panceta entreverada (o 2 lonchas de beicon ahumado o normal)
35 g de achicoria finamente picada
5 g de perejil finamente picado
3 huevos medianos
1 cucharada de aceite de oliva virgen extra

Pon al fuego una sartén antiadherente. Corta el beicon en tiras finas y pásalo por la sartén a fuego rápido hasta que esté bien crujiente. No tienes que añadir aceite, ya que el beicon contiene la grasa suficiente. Retira la sartén del fuego y pon el beicon sobre papel de cocina para eliminar el exceso de grasa. Limpia la sartén.

Bate los huevos y mézclalos con la achicoria y el perejil. Corta el beicon en dados y bátelo con los huevos.

Calienta aceite en la sartén antiadherente, que debe estar caliente pero no humear. Vierte la mezcla de los huevos y remuévela con una espátula para que empiecen a cuajarse los huevos. Da vueltas y aplana la preparación para que la tortilla quede nivelada. Cuando esté cuajada, dobla la tortilla por la mitad, o bien enróllala, con la ayuda de una espátula, y sirve.

SOPA DE TOFU Y SETAS *SHIITAKE*

4 RACIONES

10 g de algas secas wakame
1 bloque de 400 g de tofu, cortado en dados pequeños
200 g de setas shiitake *troceadas*
2 cebollas frescas cortadas en diagonal
1 litro de caldo de verduras
120 g de miso en pasta
1 chile «ojo de pájaro» finamente picado (opcional)

Pon en remojo en agua caliente, durante 10 minutos, las algas *wakame* y después escúrrelas.

Lleva a ebullición el caldo y, a continuación, añade las setas y deja que se cocinen 1 o 2 minutos.

Disuelve la pasta de *miso* en un cuenco con un poco de caldo caliente. Vierte en el caldo el *miso* y el tofu, con cuidado de que no hierva para que el *miso* no pierda su delicado sabor; agrega las algas, las cebolletas y el chile, y sirve.

CREMA DE ALUBIAS BLANCAS Y *MISO* CON BASTONCITOS DE APIO Y TORTITAS DE AVENA

4 RACIONES

2 latas o botes de 400 g de alubias blancas

3 cucharadas de aceite de oliva virgen extra

2 cucharadas de pasta de miso marrón

el zumo y la ralladura de ½ limón de cultivo biológico

4 cebolletas de tamaño mediano, finamente picadas

1 diente ajo machacado

¼ de chile «ojo de pájaro» picado

bastoncitos de apio para servir

tortitas de avena para servir

Tan sólo tienes que triturar todos los ingredientes con un pasapurés hasta que consigas la textura que desees.

Sírvelo con bastoncitos de apio y tortitas de avena.

PITA INTEGRAL RELLENA

El pan de *pita* integral es perfecto para rellenarlo de *Sirtfoods* y tener una comida rápida o un plato para llevar. Puedes jugar con las cantidades y ser creativo. Lo único que tienes que hacer es rellenar la *pita* con los ingredientes y ya está.

Opción con carne
80 g de lonchas de pavo troceadas
20 g de queso cheddar cortado en dados
35 g pepino cortado en dados
30 g cebona roja picada
25 g rúcula troceada
10-15 g de nueces picadas

Aderezo
1 cucharada de aceite de oliva
1 cucharada de vinagre balsámico
unas gotas de zumo de limón

Opción vegana
2 o 3 cucharadas de hummus
35 g de pepino cortado en dados
30 g cebolla roja picada
25 g rúcula troceada
10-15 g de nueces picadas

Aderezo vegano
1 cucharada de aceite de oliva
unas gotas de zumo de limón

TABULÉ DE ALFORFÓN Y FRESAS

1 RACIÓN

50 g de alforfón o trigo sarraceno
1 cucharada de cúrcuma
80 g de aguacates
65 g de tomates
20 g cebolla de roja
25 g dátiles medjool sin hueso
1 cucharada de alcaparras
30 g de perejil
100 g de fresas
1 cucharada de aceite de oliva virgen extra
el zumo de ½ limón
30 g de rúcula

En un cazo, cuece el trigo sarraceno con la cúrcuma durante 3 minutos. Escúrrelo y deja que se enfríe.

Corta finamente el aguacate, el tomate, la cebolla, los dátiles y el perejil, y luego mezcla la preparación con el trigo sarraceno, una vez esté frío. Corta muy finas las fresas y añádelas con cuidado a la ensalada junto con el aceite y el zumo de limón. Sírvelo sobre una base de rúcula.

ENSALADA WALDORF

1 RACIÓN

100 g de apio cortado en trozos pequeños

50 g de manzana cortada en trozos

50 g de nueces picadas

10 g de cebolla roja picada

5 g de perejil picado

1 cucharada de alcaparras

5 g de levístico u hojas de apio troceadas

1 cucharada de aceite de oliva virgen extra

1 cucharadita de vinagre balsámico

el zumo de ¼ de limón

¼ de cucharadita de mostaza de Dijon

50 g de rúcula

35 g de hojas de achicoria

Mezcla el apio, la manzana, las nueces y la cebolla con el perejil, las alcaparras y las hojas de levístico o de apio.

En un cuenco, bate, para el aderezo, el aceite, el vinagre, el zumo de limón y la mostaza.

Vierte la preparación del apio sobre la rúcula y la achicoria y adereza con generosidad.

LONCHAS DE BERENJENA ASADAS CON PESTO DE PEREJIL Y NUECES Y ENSALADA DE TOMATE

1 RACIÓN

20 g de perejil

20 g de nueces

20 g de queso parmesano (o bien una alternativa vegana)

1 cucharada de aceite de oliva virgen extra

el zumo de ¼ de limón

50 ml de agua

½ berenjena (unos 150 g) cortada en rodajas

20 g de cebolla roja picada

5 ml de vinagre de vino tinto

70 g de rúcula

100 g de tomates cereza

5 ml de vinagre balsámico

Precalienta el horno a 200 °C.

Para preparar el peso, bate el perejil, las nueces, el parmesano, el aceite de oliva y la mitad del zumo de limón hasta que obtengas una pasta y luego ve añadiendo agua hasta conseguir la consistencia adecuada, suficientemente espesa para poder extenderla sobre la berenjena.

Pincela un poco de pesto sobre la berenjena y reserva el resto. Coloca la berenjena en una fuente refractaria y ásala de 25 a 30 minutos, hasta que esté dorada y blanda.

Cubre la cebolla con el vinagre de vino tinto y deja que repose; de este modo la cebolla quedará más blanda y dulce. Antes de servirla, desecha el vinagre.

Mezcla la rúcula, los tomates y la cebolla escurrida y vierte el vinagre balsámico. Sirve con la berenjena y rocía por encima el resto del pesto.

ENSALADA DE PASTA DE TRIGO SARRACENO

1 RACIÓN

50 g de pasta de trigo sarraceno cocida
un puñado generoso de rúcula
un puñadito de hojas de albahaca
8 tomates cereza cortados por la mitad
1 aguacate cortado en dados
10 aceitunas
1 cucharada de aceite de oliva virgen extra
20 g de piñones

Mezcla con cuidado todos los ingredientes, excepto los piñones, y pon la preparación en una bandeja. A continuación, esparce por encima los piñones.

COL RIZADA Y *DAHL* CON TRIGO SARRACENO Y CEBOLLA ROJA

1 RACIÓN

1 cucharadita de aceite de oliva virgen extra

1 cucharadita de semillas de mostaza

40 g de cebolla roja finamente picada

1 diente de ajo finamente picado

1 cucharadita de jengibre fresco picado

1 chile «ojo de pájaro» finamente picado

1 cucharadita de curry en polvo (suave o picante, al gusto)

2 cucharaditas de cúrcuma en polvo

300 ml de caldo de verduras o agua

40 g de lentejas rojas escurridas

50 g de col rizada troceada

50 ml de leche de coco

50 g de trigo sarraceno

Calienta el aceite a fuego medio en una sartén y añade las semillas de mostaza. Cuando empiecen a chisporrotear, agrega la cebolla, el ajo, el jengibre y el chile. Rehoga durante unos 10 minutos.

Incorpora en este momento el curry en polvo y una cucharadita de cúrcuma, y prosigue la cocción un par de minutos más. Vierte el caldo y deja que hierva; después añade las lentejas y guisa todo de 20 a 25 minutos, hasta que las lentejas estén bien cocidas.

Agrega la col rizada y la leche de coco y prosigue la cocción 5 minutos más.

Lava el alforfón en un colador y ponlo en un cazo con agua hirviendo con la cúrcuma, y deja que cueza 3 minutos. Escúrrelo y sírvelo junto al *dhal* de lentejas.

MOLE DE ALUBIAS BLANCAS
CON PATATA ASADA

1 RACIÓN

1 patata asada

40 g de cebolla roja finamente picada

1 cucharadita de jengibre fresco finamente picado

1 diente de ajo finamente picado

1 chile «ojo de pájaro» finamente picado

1 cucharadita de aceite de oliva virgen extra

1 cucharadita de cúrcuma en polvo

1 cucharadita de comino en polvo

una pizca de clavo en polvo

1 cucharadita de canela en polvo

190 g de tomate triturado de lata o natural

1 cucharadita de azúcar moreno

50 g de pimiento rojo picado

150 ml de caldo de verduras

1 cucharada de cacao en polvo

1 cucharadita de semillas de sésamo

2 cucharaditas de mantequilla de cacahuete (si es posible de textura muy fina)

150 g de alubias blancas cocidas

5 g de perejil picado

Precalienta el horno a 200 °C.

Pon la patata en una bandeja refractaria y hornéala de 45 a 60 minutos, o hasta que esté bien cocida (o un poco menos, al gusto).

Rehoga la cebolla, el jengibre, el ajo y el chile en el aceite en una sartén a fuego medio durante unos 10 minutos, o hasta que estén blandos. Añade las especias y deja que se cocine durante 1 o 2 minutos más.

Incorpora los tomates, el azúcar, el pimiento rojo, el caldo, el cacao en polvo, el sésamo, la mantequilla de cacahuetes y las alubias, y deja que hierva a fuego lento de 45 a 60 minutos.

Espolvorea el guiso con perejil. Corta la patata por la mitad y sírvela con el mole por encima.

SOBA (FIDEOS DE ALFORFÓN) CON CALDO DE *MISO*, TOFU, APIO Y COL RIZADA

1 RACIÓN

75 g de soba (fideos de alforfón)
1 cucharada de aceite de oliva virgen extra
20 g de cebolla roja picada
1 diente de ajo finamente picado
1 cucharadita de jengibre fresco finamente picado
300 ml caldo de verduras, y un poco más, si fuera necesario
30 g de pasta de miso
50 g de col rizada troceada
50 g de apio troceado
1 cucharadita de semillas de sésamo
100 g de tofu de textura firme cortado en dados de 0,5 o 1 cm
1 cucharadita de tamari (opcional, o salsa de soja si no tienes problemas
   con el gluten)

Pon los fideos en un cazo con agua hirviendo y deja que cuezan de 5 a 8 minutos, o sigue las instrucciones del paquete.

Calienta el aceite en una sartén y añade la cebolla, el ajo y el jengibre, y rehoga a fuego medio hasta que esté blando pero no dorado. Vierte el caldo e incorpora el *miso* y deja que hierva.

Agrega la col rizada y el apio al caldo de *miso* y deja que cueza a fuego lento durante 5 minutos (intenta que el *miso* no hierva, ya que perdería el sabor y adquiriría una textura un tanto granulosa). Si es necesario, añade un poco más de caldo.

Ahora añade los fideos cocidos y las semillas de sésamo, y deja que se calienten. A continuación, incorpora el tofu. Sírvelo en un cuenco rociándolo con un poco de *tamari*, si lo deseas.

TAJÍN DE CALABAZA Y DÁTILES
CON ALFORFÓN Y AZAFRÁN

4 RACIONES

500 g de calabaza cortada en trozos pequeños, tamaño bocado
1 cucharada de aceite de oliva virgen extra
1 cebolla roja finamente picada
1 cucharada de jengibre fresco picado
3 dientes de ajos majados
2 chiles «ojo de pájaro» finamente picados
1 cucharada de comino en polvo
1 rama de canela
2 cucharadas de cúrcuma en polvo
2 latas de 400 g de tomate triturado
300 ml de caldo de verduras
100 g de dátiles medjool picados
1 bote de 400 g de garbanzos
200 g de alforfón o trigo sarraceno
5 g de cilantro en polvo
10 g de perejil en polvo

Precalienta el horno a 200 °C. Pon la calabaza pelada y troceada en una bandeja refractaria, rocíala con una cucharadita de aceite y ásala durante unos 30 minutos, hasta que esté tierna dorada por los bordes.

Rehoga con el aceite la cebolla, el jengibre, el ajo y el chile durante 2 o 3 minutos, y luego añade el comino, la canela y 1 cucharada de cúrcuma, y prosigue la cocción unos 2 minutos más.

Incorpora ahora los tomates, el caldo y los garbanzos, y deja que cuezan a fuego lento de 45 a 60 minutos. Para que no se seque el guiso y conseguir una textura espesa y consistente, es posible que tengas que añadir de vez en cuando un poco de agua.

Hacia el final de la cocción, lava el alforfón y hiérvelo durante unos 3 minutos con la otra cucharada de cúrcuma.

Agrega la calabaza asada, junto al cilantro y el perejil, al tajín y sírvelo con el alforfón.

MISO Y TOFU GLASEADO CON SÉSAMO Y VERDURAS SALTEADAS CON JENGIBRE Y CHILE

1 RACIÓN

1 cucharada de mirin (condimento japonés)

20 g de pasta de miso

1 bloque de tofu firme de 150 g

40 g de apio

35 g de cebolla roja

120 g de calabacín

1 chile «ojo de pájaro»

1 diente de ajo

1 cucharadita de jengibre fresco picado

50 g de col rizada troceada

2 cucharaditas de semillas de sésamo

2 cucharaditas de aceite de oliva virgen extra

1 cucharadita de tamari (o de salsa de soja si no tienes problemas con el gluten)

35 g de alforfón

1 cucharadita de cúrcuma en polvo

Precalienta el horno a 200 ºC.

Forra con papel sulfurizado una bandeja refractaria pequeña. Mezcla el *mirin* y el *miso*. Corta el tofu a lo largo y, después, cada pieza en dos triángulos. Cubre el tofu con la preparación de *miso* y déjalo marinar mientras preparas los otros ingredientes. Corta en diagonal el apio, la cebolla y el calabacín, y pica finamente el chile, el ajo y el jengibre, y resérvalos.

Corta la col y cocínala al vapor durante 5 minutos. Resérvala.

Coloca el tofu en la bandeja refractaria, espolvorea con las semillas de sésamo, y hornea de 15 a 20 minutos, hasta que adquiera de un bonito color caramelo.

Lava el alforfón y ponlo escurrido en un cazo de agua hirviendo junto a la cúrcuma. Cuécelo de 3 a 8 minutos, según la marca, y luego escúrrelo.

Calienta el aceite en una sartén y, a continuación, añade las verduras, a excepción de la col rizada, y fríelas a fuego fuerte de 1 o 2 minutos; después, baja el fuego y sigue friendo las verduras durante unos 3 o 4 minutos más, hasta que estén cocidas pero crujientes. Si se empiezan a pegar a la sartén, puedes agregar una cucharada de agua. Incorpora después la col y el *tamari* y prosigue la cocción un minuto más.

Cuando el tofu esté listo, sírvelo con las verduras y el alforfón.

TOFU ASADO CON *HARISSA* Y «CUSCÚS» DE COLIFLOR

1 RACIÓN

60 g de pimiento rojo

1 chile «ojo de pájaro»

2 dientes de ajo

1 cucharada de aceite de oliva virgen extra

una pizca de comino en polvo

una pizca de cilantro en polvo

el zumo de ¼ de limón

200 g de tofu firme

200 g de coliflor

40 g de cebolla roja

1 cucharadita de jengibre fresco

2 cucharaditas de cúrcuma

30 g de tomates deshidratados finamente picados

20 g de perejil finamente picado

Precalienta el horno a 200 °C.

Para preparar la *harissa*, corta el pimiento rojo de manera que obtengas unas bonitas rodajas; después colócalo en una bandeja refractaria junto con el chile y uno de los dientes de ajo. Vierte un poco de aceite y espolvorea con las especies secas y ásalo de 15 a 20 minutos, hasta que esté tierno pero no demasiado dorado (deja el horno abierto). Una vez frío, tritúralo con el zumo de limón hasta que obtengas una mezcla suave.

Corta el tofu a lo largo y luego cada mitad en triángulos. Colócalo en una bandeja refractaria antiadherente o bien sobre un papel sulfurizado, cúbrelo con la *harissa* y hornea durante 20 minutos: el tofu tiene que absorber la marinada y tener un color rojo oscuro.

Para el cuscús, con la ayuda de un robot de cocina, trocea la coliflor cruda finamente hasta que se asemeja al cuscús. También puedes picarla muy fina con la ayuda de un cuchillo.

Pica finamente el otro diente de ajo, la cebolla roja y el jengibre, y rehoga con 1 cucharadita de aceite hasta que esté blando, pero sin que adquiera color; después, incorpora la cúrcuma y la coliflor, y prosigue la cocción durante 1 minuto más.

Retira del fuego y mezcla con los tomates deshidratados y el perejil. Sirve con el tofu.

GUISO TOSCANO DE ALUBIAS

1 RACIÓN

1 cucharada de aceite de oliva virgen extra
50 g de cebolla roja finamente picada
30 g de zanahoria finamente picada
30 g de apio finamente picado
1 diente de ajo finamente picado
½ chile «ojo de pájaro» (opcional)
1 cucharadita de hierbas de Provenza
200 ml de caldo de verduras
1 lata de 400 g de tomate natural triturado
1 cucharadita de puré de tomate
200 g de alubias en bote
50 g de col rizada troceada
1 cucharada de perejil fresco picado
40 g de alforfón

Vierte el aceite en una sartén a fuego medio y rehoga la cebolla, la zanahoria, el apio, el ajo, el chile, si lo deseas, y las hierbas, hasta que la cebolla esté pochada, pero no dorada.

Añade el caldo, los tomates y el puré, y lleva a ebullición. Incorpora las alubias y cocina unos 30 minutos.

Agrega en este momento la col y prosigue la cocción de 5 a 10 minutos más, y espolvorea con el perejil.

Lava el alforfón y luego cuécelo en agua hirviendo durante 3 minutos; escúrrelo y sírvelo junto al guiso.

PIZZA *SIRTFOOD*

PARA 2 PIZZAS DE UNOS 30 CM

Para la base
7 g de levadura seca
1 cucharadita de azúcar moreno
300 ml de agua templada
200 g de harina de alforfón o trigo sarraceno
200 g de harina de fuerza o para preparar pasta
1 cucharada de aceite de oliva virgen extra

Para la salsa de tomate
½ cebolla roja finamente picada
1 diente de ajo finamente picado
1 cucharadita de aceite de oliva virgen extra
1 cucharadita de orégano seco
2 cucharadas de vino blanco
1 lata de 400 g de tomate natural triturado
una pizca de azúcar moreno
5 g de hojas de albahaca

Nuestros ingredientes favoritos
Rúcula, cebolla roja y berenjena asada (puedes comprarla preparada en una tienda especializada o asarla en casa calentando una plancha hasta que empiece a humear y bajando el fuego. Corta la berenjena en rodajas de 3 a 5 mm, pincélalas con un poco con aceite de oliva y cocínalas a la plancha hasta que estén marcadas. También puedes asarla al horno, a 200 °C de 6 a 15 minutos, o hasta que esté tierna y ligeramente dorada).

Chile en copos, tomates cereza, queso de cabra y rúcula.

Pollo, rúcula, cebolla roja y aceitunas.

Chorizo, cebolla roja y col rizada cocinada al vapor.

Para elaborar la masa, disuelve en un cuenco la levadura y el azúcar en agua templada, para que de este modo se active más. Tápala con film transparente y deja que repose de 10 a 15 minutos.

Mezcla las harinas en un cuenco o en una superficie de trabajo limpia. Si tienes una batidora, empléala.

Añade la levadura a la harina e incorpora todo bien hasta que obtengas una masa. Es posible que tengas que verter un poco más de agua, en el caso de que la masa quede un poco seca. Trabaja la masa bien hasta que esté suave y esponjosa.

Pon la masa en un cuenco engrasado, cúbrela con un paño húmedo y déjala en un sitio templado de 45 a 60 minutos, hasta que doble su tamaño.

Mientras, prepara la salsa de tomate. Rehoga la cebolla y el ajo con una cucharadita de aceite de oliva hasta que estén blandos. Después, añade las hierbas secas. Vierte el vino y deja que cueza hasta que se reduzca a la mitad.

Incorpora ahora los tomates y el azúcar, lleva a ebullición y deja que se cocinen durante unos 30 minutos, hasta que obtengas una salsa consistente. Si queda demasiado líquida, la pizza quedará un poco húmeda. Desmenuza con las manos las hojas de albahaca y espárcelas en la salsa.

Vuelve a amasar la masa para eliminar el aire que pueda contener. Después de un minuto más o menos, cuando esté bien suave, ya estará lista. Puedes utilizarla de inmediato o bien envolverla en film transparente y conservarla un par de días en la nevera.

Precalienta el horno a 230 °C. Corta la masa en dos mitades y, con la ayuda de un rodillo de cocina, dale el grosor que desees. Coloca la pizza sobre un plato especial o en una bandeja refractaria antiadherente. (Con la masa que has preparado tendrás para 2 pizzas crujientes de unos 30 cm de diámetro. Si deseas una base más gruesa, utiliza más masa o reduce el tamaño de la pizza).

Extiende sobre la masa una capa fina de salsa de tomate (para esta cantidad de masa sólo necesitas la mitad de la salsa, de modo que conserva el resto en la nevera), y deja libres los bordes de la masa. Añade el resto de los ingredientes (si deseas utilizar rúcula y chile, incorpóralos cuando la pizza ya

esté horneada) y espolvorea por encima el queso rallado. Antes de introducir-
la en el horno, deja que repose de 15 a 20 minutos. La masa volverá a aumentar de tamaño y obtendrás una base más ligera.

Hornea la pizza de 10 a 12 minutos, o hasta que el queso esté bien gra-
tinado. Si lo deseas, agrega la rúcula y el chile.

LANGOSTINOS SALTEADOS AL ESTILO ASIÁTICO CON FIDEOS DE ALFORFÓN

1 RACIÓN

150 g de langostinos crudos, pelados y limpios

2 cucharaditas de salsa tamari (también puedes usar salsa de soja si no tienes problemas con el gluten)

2 cucharaditas de aceite de oliva virgen extra

75 g de fideos soba (fideos de alforfón)

1 diente de ajo finamente picado

1 chile «ojo de pájaro» picado

1 cucharadita de jengibre fresco picado

20 g de cebolla roja picada

40 g de apio picado

75 g de judías verdes troceadas

50 g de col rizada

100 ml de caldo de pollo

5 g de hojas de levístico o de apio

Calienta una sartén a fuego fuerte y saltea los langostinos de 2 a 3 minutos, con una cucharadita de *tamari* y otra de aceite. Coloca los langostinos en una bandeja. Limpia la sartén con papel de cocina y vuelve a colocarla sobre los fogones.

Cuece los fideos en agua hirviendo de 5 a 8 minutos, o durante el tiempo que indique el paquete. Escúrrelos y reserva.

Rehoga el ajo, el chile y el jengibre, la cebolla, el apio, las judías y la col a fuego medio con el resto del aceite durante 2 o 3 minutos. Añade el caldo y deja que cueza 1 o 2 minutos, hasta que la verdura esté cocida, pero un poco crujiente.

Incorpora a la sartén los langostinos, los fideos y las hojas de levístico o de apio, deja que dé un hervor. Retíralo del fuego y sirve.

SUPERENSALADA SIRT CON SALMÓN AHUMADO

1 RACIÓN

50 g de rúcula

50 g de hojas de achicoria

100 g de salmón ahumado

80 g de aguacate cortado en rodajas

40 g de apio cortado en rodajas pequeñas

20 g cebolla roja picada

15 g de nueces picadas

1 cucharada de alcaparras

1 dátil medjool sin hueso finamente picado

1 cucharada de aceite de oliva virgen extra

El zumo de ¼ de limón

10 g de perejil picado

10 g de hojas de levístico o de apio picadas

Pon las hojas de la ensalada en una bandeja o en un cuenco grande. Mezcla bien el resto de los ingredientes y distribúyelos sobre las hojas.

Variaciones

Para elaborar una superensalada de **lentejas**, sustituye el salmón ahumado por 100 g de lentejas verdes o lentejas Puy cocidas.

Para preparar una superensalada de **pollo**, sustituye el salmón ahumado por pechuga de pollo cocida o asada.

Para preparar una superensalada de **atún**, sustituye el salmón ahumado por una lata de atún (en salmuera o en aceite, al gusto).

PASTA CON SALMÓN AHUMADO, RÚCULA Y CHILE

4 RACIONES

1 cebolla roja finamente picada

2 dientes de ajo finamente picados

2 chiles «ojo de pájaro» finamente picados

2 cucharadas de aceite de oliva virgen extra

150 g de tomates cereza cortados por la mitad

100 ml de vino blanco

250-300 g de pasta de alforfón

250 g de salmón ahumado

2 cucharadas de alcaparras

El zumo de ½ limón

60 g de rúcula

10 g de perejil picado

Calienta en una sartén a fuego medio 1 cucharadita de aceite. Añade la cebolla, el ajo y el chile y rehoga hasta que esté tierno, pero no dorado.

Añade los tomates y prosigue la cocción 1 o 2 minutos más, y después vierte el vino blanco y deja que se reduzca a la mitad.

Cuece la pasta en agua hirviendo durante de 8 a 10 minutos, según la consistencia que desees, y escúrrela.

Corta el salmón en tiras y añádelo a los tomates, junto con las alcaparras, el zumo de limón, la rúcula y el perejil; incorpora la pasta, mezcla todo bien y sirve de inmediato. Rocía con el aceite que queda.

FILETE DE SALMÓN A LA PLANCHA CON ACHICORIA CARAMELIZADA Y ENSALADA DE RÚCULA Y APIO

1 RACIÓN

10 g de perejil
¼ de zumo de limón
1 cucharada de alcaparras
¼ de aguacate cortado en dados
100 g de tomates cereza cortados por la mitad
20 g de cebolla roja finamente picada
50 g de rúcula
5 g de hojas de apio
150 g de salmón sin piel, en un filete
1 cucharada de aceite de oliva virgen extra
2 cucharaditas de azúcar moreno
1 cogollo de achicoria (70 g), cortado en dos mitades a lo largo

Precalienta el horno a 220 °C.

Para el aderezo, licúa el perejil, el zumo de limón, las alcaparras y las dos cucharaditas de aceite o bátelo hasta que obtengas una salsa homogénea.

Para la ensalada, mezcla bien el aguacate, los tomates, la cebolla, la rúcula y las hojas de apio.

Calienta una fuente refractaria. Engrasa el salmón con un poco de aceite y márcalo en una sartén a fuego fuerte durante un minuto más o menos, para que esté caramelizado por fuera. Colócalo en la fuente o en una bandeja, y hornea durante 5 o 6 minutos, o hasta que esté cocido; si te gusta menos hecho, que quede rosado por dentro, déjalo tan solo un par de minutos.

Mientras, limpia la sartén y vuelve a colocarla sobre el fuego. Mezcla el azúcar moreno con la otra cucharadita de aceite e impregna con esta mezcla la achicoria. Ponla en la sartén y deja que se dore por todos los lados de 2 a 3 minutos, dándole vueltas de vez en cuando, hasta que esté bien caramelizada. Mezcla la ensalada con el aderezo y sírvela con el salmón.

BACALAO MARINADO CON *MISO* Y VERDURAS SALTEADAS CON SÉSAMO

1 RACIÓN

20 g de miso
1 cucharada de mirin
1 cucharada de aceite de oliva virgen extra
200 g de bacalao sin piel
20 g de cebolla roja picada
40 g de apio troceado
1 diente de ajo finamente picado
1 chile «ojo de pájaro» finamente picado
1 cucharadita de jengibre fresco picado
60 g de judías verdes
50 g de col rizada troceada
1 cucharadita de semillas de sésamo
5 g de perejil finamente picado
1 cucharada de salsa tamari (o salsa de soja si no tienes problemas con el gluten)
30 g de trigo sarraceno o alforfón
1 cucharadita de cúrcuma

Mezcla bien el *miso*, el *mirin* y la cucharadita de aceite. Cubre bien el bacalao con este aderezo y déjalo marinar unos 30 minutos. Precalienta el horno a 220 °C.

Hornea el bacalao durante unos 10 minutos.

Calienta el aceite restante en una sartén grande o en un wok. Añade la cebolla y rehógala unos minutos; después, incorpora el apio, el ajo, el chile, el jengibre, las judías verdes y la col. Remueve todo bien y rehoga hasta que la col esté tierna. Es posible que tengas que añadir un poco de agua.

Ahora agrega las semillas de sésamo, el perejil y la salsa *tamari*.

Cuece el alforfón durante unos 3 minutos en una cacerola con agua hirviendo junto con la cúrcuma. Sírvelo con las verduras y el pescado.

PECHUGA DE POLLO AROMATIZADA CON COL RIZADA Y CEBOLLA ACOMPAÑADA CON SALSA DE TOMATE Y CHILE

1 RACIÓN

120 g de pechuga de pollo
2 cucharaditas de cúrcuma en polvo
el zumo de ¼ de limón
1 cucharada de aceite de oliva virgen extra
50 g de col rizada troceada
20 g de cebolla roja cortada en rodajas
1 cucharadita de jengibre fresco picado
50 g de alforfón

Para la salsa
130 g de tomate (1 grande)
1 chile «ojo de pájaro» finamente picado
1 cucharada de alcaparras finamente picadas
5 g de perejil finamente picado
el zumo de ¼ de limón

Para la salsa, corta el tomate muy fino, con cuidado de aprovechar bien su jugo. Mezcla bien el chile, las alcaparras, el perejil y el zumo de limón. Puedes emplear una licuadora, pero el resultado es diferente.

. Precalienta el horno a 220 °C. Marina el pollo con una cucharadita de cúrcuma, la mitad del zumo de limón y un poco de aceite. Déjalo reposar de 5 a 10 minutos.

Calienta bien una sartén y marca en ella el pollo marinado durante un minuto, más o menos, por cada lado, hasta que se dore ligeramente. Después, introdúcelo en el horno y ásalo de 8 a 10 minutos. Sácalo, cúbrelo con aluminio y deja que repose unos 5 minutos antes de servirlo.

Mientras, cuece al vapor la col durante unos 5 minutos. Rehoga en un poco de aceite las cebollas rojas y el jengibre hasta que estén tiernos pero no dorados, añade la col y prosigue la cocción otro minuto más.

Con la cucharadita de cúrcuma que queda, cuece en agua hirviendo el alforfón durante unos 3 minutos. Sírvelo con el pollo, las verduras y la salsa.

PECHUGA DE POLLO CON PESTO DE NUECES Y ENSALADA DE CEBOLLAS ROJAS

1 RACIÓN

15 g de perejil

15 g de nueces

15 g de queso parmesano

1 cucharada de aceite de oliva virgen extra

el zumo de ½ limón

50 ml de agua

150 g de pechuga de pollo sin piel

20 g de cebollas rojas finamente picadas

1 cucharadita de vinagre de vino tinto

35 g de rúcula

100 g de tomates cereza cortados por la mitad

1 cucharadita de vinagre balsámico

Para el pesto, mezcla el perejil, las nueces, el parmesano, el aceite, la mitad del zumo de limón y un poco de agua en una batidora de vaso hasta que obtengas una salsa homogénea. Ve añadiendo agua hasta conseguir la consistencia adecuada.

Marina la pechuga de pollo, durante como mínimo unos 30 minutos, con una cucharada de pesto y el zumo de limón restante.

Precalienta el horno a 200 °C.

Calienta a fuego medio una sartén apta para el horno. Fríe el pollo marinado un minuto por cada lado y luego introdúcelo en el horno y ásalo durante unos 8 minutos, o hasta que esté cocido.

Marina las cebollas en el vinagre de vino tinto durante de 5 a 10 minutos. Escúrrelas.

Cuando esté listo el pollo, sácalo del horno, espolvorea con otra cucharada de pesto y deja que se impregne bien de él con el calor. Cúbrelo con papel de aluminio y deja que repose unos 5 minutos antes de servirlo.

Mezcla la rúcula, los tomates y las cebollas, y rocía con el vinagre balsámico. Sírvelo con el pollo, al que le habrás agregado el resto del pesto.

POLLO AL CURRY CON COL RIZADA Y PATATAS

4 RACIONES

4 filetes de 120 a 150 g de pechuga de pollo en trozos pequeños

3 cucharadas de aceite de oliva virgen extra

3 cucharadas de cúrcuma en polvo

2 cebollas rojas picadas

2 chiles «ojos de pájaro» finamente picados

3 dientes de ajo finamente picados

1 cucharada de jengibre fresco finamente picado

1 cucharada de curry en polvo suave

1 lata de 400 g de tomate natural triturado

500 ml de caldo de pollo

200 ml de leche de coco

2 vainas de cardamomo

1 rama de canela

175 g de col rizada

600 g de patatas King Edward o Maris Piper

1 cucharada de aceite de oliva virgen extra

10 g de perejil picado

5 g cilantro

Engrasa el pollo con la cucharada de aceite y la cúrcuma, y déjalo marinar unos 30 minutos.

Fríe el pollo a fuego fuerte (la marinada debe contener el suficiente aceite para que se pueda freír el pollo) 4 o 5 minutos, hasta que esté bien dorado por todas partes, y después retíralo del fuego y reserva.

Calienta a fuego medio una cucharada de aceite y fríe en él la cebolla, el chile, el ajo y el jengibre durante unos 10 minutos, o hasta que todo esté bien cocido; luego, añade el curry en polvo y otra cucharada de cúrcuma, y prosigue la cocción un par de minutos más. Corta los tomates, añádelos a la cacerola y deja que cueza otros 2 minutos. Incorpora el caldo, la leche de coco, el cardamomo y la rama de canela, y prosigue la cocción de 40 a 50 minutos. Comprueba de vez en cuando que el guiso no se quede seco, y, si es necesario, vierte un poco más de caldo.

Agrega la col y deja que cueza todo unos 5 minutos más.

Pela las patatas y córtalas en trozos pequeños. Ponlas en agua hirviendo, junto a la cucharada restante de cúrcuma, y deja que hiervan unos 5 minutos. Escúrrelas y deja que se sequen con el vapor durante 10 minutos. Deben quedar blancas y un poco arrugadas. Pásalas a la plancha, vierte el aceite restante y deja que se asen durante unos 30 minutos, o hasta que estén doradas y crujientes. Cuando estén listas, espolvorea con un poco de perejil finamente picado.

Cuando el curry haya adquirido consistencia, añade el pollo guisado y el cilantro y cocina unos 5 minutos más para asegurarte de que el pollo esté bien cocido. Sirve de inmediato.

ESCALOPA DE PAVO CON ALCAPARRAS, PEREJIL Y SALVIA CON GUARNICIÓN DE «CUSCÚS» DE COLIFLOR

1 RACIÓN

150 g de coliflor troceada

40 g de cebolla roja finamente picada

1 diente de ajo finamente picado

1 chile «Ojo de pájaro» finamente picado

1 cucharadita de jengibre fresco finamente picado

2 cucharadas de aceite de oliva virgen extra

2 cucharaditas de cúrcuma en polvo

30 g de tomates deshidratados finamente picados

10 g perejil

150 g de escalopa de pavo

1 cucharadita de salvia seca

el zumo de ¼ de limón

1 cucharada de alcaparras

Para elaborar el cuscús, corta finamente la coliflor con la trituradora eléctrica, para que se asemeje al grano del cuscús. Como alternativa, puedes picarla muy menuda con un cuchillo.

Rehoga el ajo, la cebolla y el jengibre en una cucharadita de aceite, hasta que todo esté blando, pero no dorado. Añade la cúrcuma y la coliflor y póchala durante 1 minuto. Retira del fuego y agrega los tomates deshidratados y la mitad del perejil.

Cubre la escalopa de pavo con la salvia y un poco de aceite, y después fríela a fuego medio de 5 a 6 minutos por ambos lados. Cuando esté cocida, vierte el zumo de limón e incorpora el perejil restante, las alcaparras y una cucharada de agua, ya que de ese modo tendrás una salsa para servir con la coliflor.

TERNERA A LA PARRILLA CON SALSA DE VINO TINTO Y AROS DE CEBOLLA

1 RACIÓN

100 g de patatas peladas y cortadas en dados de 2 cm
1 cucharada de aceite de oliva virgen extra
5 g de perejil finamente picado
50 g de cebolla roja cortada en aros
50 g col rizada cortada en «rodajas»
1 diente de ajo
1 bistec de ternera de 120 o 150 g y de unos 2 o 3,5 cm de grosor
40 ml de vino tinto
150 ml de caldo de carne
1 cucharadita de puré de tomate
1 cucharadita de harina de maíz (maicena) disuelta en 1 cucharada de agua

Precalienta el horno a 220 °C.

Pon las patatas en una cacerola con agua hirviendo. Cuando vuelva a hervir de nuevo, deja que cuezan 4 o 5 minutos y luego escúrrelas. Coloca las patatas en una bandeja refractaria con una cucharadita de aceite y hornéalas a alta temperatura de 35 a 45 minutos. Remueve las patatas cada 10 minutos para que se asen de manera uniforme. Cuando estén listas, sácalas del horno, espolvorea con perejil y mezcla todo bien.

Corta la cebolla en aros y fríelos en una cucharadita de aceite a fuego medio, hasta que estén tiernas y ligeramente caramelizadas.

Cocina la col rizada al vapor de 2 a 3 minutos. Pica el ajo y rehógalo a fuego lento en ½ cucharadita de aceite hasta que esté blando pero no dorado. Incorpora la col y sofríe todo 1 o 2 minutos más, hasta que esté bien tierno.

Calienta una sartén apta para el horno hasta que humee. Engrasa la carne con ½ cucharadita de aceite y fríela en una sartén caliente, a fuego medio, el tiempo necesario para que la carne quede a tu gusto: echa un vistazo a la guía de tiempos de cocción que indicamos más adelante.

Si te gusta la carne entre medio hecha y bien hecha, lo mejor es que la selles antes, luego la introduzcas en el horno a 220 °C y acabes de cocinarla según los tiempos aconsejados.

Retira la carne de la sartén y resérvala. Vierte el vino a la sartén para aprovechar los restos que ha dejado la carne. Deja que hierva a borbotones para que el vino se reduzca a la mitad, hasta que quede como un sirope y adquiera un sabor concentrado.

Añade el caldo y el puré de tomate a la sartén y lleva a ebullición. Agrega la maicena poco a poco para espesar el caldo, hasta que adquiera la consistencia que deseas. Incorpora el jugo que ha soltado la carne y sírvelo con las patatas asadas, la col, los aros de cebolla y la salsa de vino tinto.

TIEMPOS DE COCCIÓN DE LA CARNE

Bistec de 3,5 cm de grosor
Casi crudo: aproximadamente 1 ½ minuto por cada lado.
Poco hecho: aproximadamente 2 ¼ minutos por cada lado.
Al punto: aproximadamente 3 ¼ minutos por cada lado.
Hecho: aproximadamente 4 ½ minutos por cada lado.

Bistec de 2 cm de grosor
Casi crudo: aproximadamente 1 minuto por cada lado.
Poco hecho: aproximadamente 1 ½ minuto por cada lado.
Al punto: aproximadamente 2 minutos por cada lado.
Hecho: aproximadamente 2 ¼ minutos por cada lado.

CARNE CON SIRT CHILE

4 RACIONES

1 cebolla roja finamente picada

3 dientes de ajo finamente picados

2 chiles «Ojo de pájaro» finamente picados

1 cucharada de aceite de oliva virgen extra

1 cucharada de comino en polvo

1 cucharada de cúrcuma en polvo

400 g de carne de ternera magra (5% de grasa)

150 ml de vino tinto

1 pimiento rojo cortado en trozos pequeños

2 latas de 400 g de tomate natural triturado

1 cucharada de puré de tomate

1 cucharada de cacao en polvo

150 g de alubias en conserva

300 ml de caldo de ternera

5 g de cilantro picado

5 g de perejil picado

160 g de alforfón o trigo sarraceno

En una cacerola, rehoga en aceite a fuego medio la cebolla, el ajo y el chile durante 2 o 3 minutos; luego, añade las especias y deja que cueza un par de minutos más. Después, agrega la carne picada y saltéala 2 o 3 minutos a fuego medio-alto, hasta que la carne se dore de manera uniforme. Vierte el vino tinto y deja que se reduzca a la mitad.

Incorpora ahora el pimiento rojo, los tomates, el puré de tomate, el cacao, las alubias y el caldo, y deja que cueza unos 60 minutos. Puede que de vez en cuando tengas que añadir un poco de agua para obtener un caldo espeso. Sirve espolvoreando con las hierbas.

Cuece el alforfón en agua hirviendo de 3 a 8 minutos y sírvelo junto al chile.

CRÊPES DE ALFORFÓN CON FRESAS, CHOCOLATE NEGRO Y NUECES

PARA UNAS 6 U 8 CRÊPES, SEGÚN EL TAMAÑO

Para las crêpes
350 ml de leche
150 g de harina de trigo sarraceno o alforfón
1 huevo grande
1 cucharada de aceite de oliva virgen extra

Para la crema de chocolate
100 g de chocolate negro (85% de cacao)
85 ml de leche
1 cucharada de crema de leche
1 cucharada de aceite de oliva virgen extra

Para el relleno
400 g de fresas, limpias y troceadas
100 g de nueces troceadas

Para elaborar las *crêpes*, pon todos los ingredientes, excepto el aceite, en una batidora de vaso y bate bien hasta conseguir una masa homogénea. No tiene que quedar ni demasiado espesa ni demasiado líquida. Si sobra, puedes conservarla en el frigorífico, en un recipiente hermético, hasta unos 5 días. Antes de usarla, remuévela bien de nuevo.

Para la crema de chocolate, derrítelo al baño maría. Cuando esté listo, agrega la leche, batiendo enérgicamente, la crema de leche y el aceite. Si lo deseas, puedes mantenerla caliente sobre el fuego al mínimo mientras preparas las *crêpes*.

Calienta una sartén de fondo grueso hasta que humee y luego vierte el aceite de oliva. Incorpora un poco de la masa en el centro de la sartén y repártela por los lados, hasta que toda la superficie esté cubierta; es posible que tengas que añadir un poco más para conseguirlo.

Si la sartén está suficientemente caliente, en un minuto tendrás lista la *crêpe*. Cuando veas que los bordes empiecen a dorarse, con la ayuda de una espátula, libera un poco los bordes y luego da la vuelta a la *crêpe*. Intenta hacerlo en un solo movimiento para evitar que se rompa. Deja que se cocine un minuto más por el otro lado y pásala a una bandeja.

Pon unas cuantas fresas en el centro de la *crêpe* y enróllala. Continúa con la operación hasta que obtengas las *crêpes* que desees. Vierte por encima una cantidad generosa de chocolate y esparce unas cuantas nueces.

Es posible que al principio consigas unas *crêpes* muy gruesas o muy finas, pero una vez conozcas la consistencia adecuada y perfecciones tu técnica, las elaborarás como un auténtico profesional. La práctica lleva a la perfección en este caso.

BOCADITOS *SIRTFOOD*

PARA DE 15 A 20 BOCADITOS

120 g de nueces
30 g de chocolate negro (85 % de cacao) troceado o virutas de cacao
250 g de dátiles medjool
1 cucharada de cacao en polvo
1 cucharada de cúrcuma en polvo
1 cucharada de aceite de oliva virgen extra
semillas trituradas de 1 vaina de vainilla o 1 cucharadita de extracto de
*   vainilla*
1 o 2 cucharadas de agua

Con la ayuda de una batidora, tritura las nueces y el chocolate hasta que obtengas un polvo fino.

Añade el resto de los ingredientes, a excepción del agua, y mezcla bien hasta que puedas formar una bola. Dependiendo de la consistencia, tendrás que añadirle agua o no, ya que no querrás que quede una masa demasiado pegajosa.

Con la ayuda de las manos, forma pequeñas bolitas del tamaño de un bocado y deja que se enfríen en la nevera al menos durante 1 hora antes de consumirlas. Si lo deseas, puedes rebozar las bolitas con cacao o con coco rallado seco para darles diferentes acabados. En la nevera se conservan hasta 1 semana.

Glosario

Antioxidante (dietético). Sustancia, natural o fabricada por el ser humano, que cuando se consume, reduce el estrés físico de las células de nuestro organismo.

Aumento de masa muscular ajustado a la pérdida de peso. Manera de calcular la pérdida de peso de manera que los resultados no queden menoscabados por un deseable aumento de masa muscular. Se trata de un método mucho más preciso de reflejar los cambios generales de la composición corporal que no el simple recuento de kilos perdidos.

Autofagia. Proceso mediante el cual nuestras células descomponen y reciclan los desechos y restos orgánicos para usarlos luego como combustible. La autofagia aumenta en los períodos de estrés celular.

Ayuno intermitente. Denominación general que se da a las dietas caracterizadas por períodos alternativos de restricción calórica (día de ayuno) y de alimentación libre. Los períodos de ayuno se limitan, por lo general, a 1 o 2 días a la semana y suelen ser más intensos que la restricción calórica normal.

Célula madre. Tipo especial de célula que se encuentra en cualquier tipo de célula del organismo.

DHA (ácido docosahexaenoico). Uno de los dos ácidos grasos esenciales omega-3 (junto al EPA), que se encuentran principalmente en el pescado azul y en plantas marinas como las algas. Ambos fomentan la actividad de nuestras sirtuinas y mejoran el estado general de salud.

Dieta occidental. Típica dieta representativa del tipo de alimentación moderna e industrializada, y antítesis de la dieta de las *zonas azules*. La dieta occidental se caracteriza por el elevado consumo de alimentos refinados e industrializados y por su notable carencia de nutrientes, especialmente de *Sirtfoods*.

EPA (ácido eicosapentaenoico). Uno de los dos ácidos grasos esenciales omega-3 (junto al DHA), que se encuentran principalmente en el pescado azul y en plantas marinas como las algas. Ambos fomentan la actividad de nuestras sirtuinas y mejoran el estado general de salud.

Gen. Partícula del ADN, el patrón guía de nuestro organismo. Cuando se activa, envía señales a nuestro organismo para que produzca proteínas, lo cual cambia el modo de funcionamiento de nuestras células.

Hormesis. Fenómeno biológico de respuesta que señala algo que es nocivo para el organismo en dosis altas, y beneficioso en dosis bajas, Ejemplos de ello pueden ser el ejercicio físico y el ayuno.

*Inflammaging.** Inflamación persistente que aparece con el envejecimiento e incrementa el riesgo de muchas enfermedades crónicas.

Leucina. Aminoácido esencial que se encuentra en las proteínas de la dieta. Potencia en gran medida los beneficios de los *Sirtfoods*, de modo que una dieta Sirtfood debe ser rica en proteínas.

Metabolismo. Conjunto de reacciones bioquímicas que suceden en el interior de una célula y que ayudan a mantenerla viva.

Mitocondrias. Estructuras diminutas del interior de una célula que descomponen los nutrientes y generan energía. Potencian a la célula para que realice sus funciones. Las células musculares requieren una gran cantidad de energía, por ello tienen muchas mitocondrias.

---

* *Unión de los vocablos ingleses* inflammation *(«inflamación») y* aging *(«envejecimiento»). (N. de la T.)*

mTOR (objetivo de la rapamicina en las células de mamífero). Proteína presente en los mamíferos que incentiva el crecimiento vital del cuerpo. Su actividad debe estar controlada para evitar la aparición de enfermedades. Esa actividad está marcada por los alimentos que tomamos.

PGC1 alpha (coactivador alpha 1 del receptor activado por proliferados de peroxisoma). Regulador clave de la energía metabólica que estimula la creación de mitocondrias en las células (*véase* mitocondrias).

Polifenoles. Amplio grupo de sustancias químicas naturales que se encuentran en las plantas y que son parte de las defensas de éstas frente al estrés medioambiental. Algunos polifenoles, al ser consumidos, activan nuestros genes de sirtuinas y aumentan muchos de los beneficios que aporta la dieta Sirtfood.

PPAR-γ (proliferador de peroxisoma activado receptor γ). Regulador clave del metabolismo en el interior de nuestras células que activa los genes relacionados a la hora de sintetizar y almacenar la grasa.

Regulador maestro. Un gen o algo que influye en un gen y que dirige y regula a los genes que hay por debajo de él.

Restricción calórica. Régimen dietético en el que la gente reduce deliberadamente la ingesta de alimentos a fin de perder peso, mejorar su salud y ser más longeva.

Ritmos circadianos. Reloj natural de nuestro organismo que funciona con ciclos de 24 horas y regula la actividad y la eficacia de muchos procesos fisiológicos importantes, como el sueño y la manera en que procesamos los alimentos dependiendo de la hora del día.

Sirt-1. Forma parte de la familia de las sirtuinas y es la proteína más estudiada en profundidad, y la más importante en cuanto a la regulación de la pérdida del peso se refiere. Se activa cuando las células están estresadas y tiene muchos efectos beneficiosos para la salud y contra el envejecimiento.

Sirtfood. Alimento especialmente rico en unos determinados polifenoles que, cuando se consumen, activan nuestros genes de sirtuinas.

Sirtuina. Antigua familia de genes presentes en todos los humanos que se activan cuando nuestras células se someten al estrés. Las sirtuinas juegan un papel importante en la salud, la prevención de enfermedades y el envejecimiento. En los humanos aparecen siete tipos de sirtuinas (de la Sirt-1 a la Sirt-7). De ellas, la Sirt-1 y la Sirt-3 son las más importantes en el equilibrio energético.

Xenohormesis. La xenohormesis es un fenómeno biológico por el cual los seres humanos pueden beneficiarse de las respuestas de los vegetales al estrés y experimentar sus numerosos beneficios al consumir los polifenoles que producen.

Zonas azules. Zonas geográficas del planeta en las que la gente toma una dieta rica en *Sirtfoods* y sus vidas son extraordinariamente largas, saludables y felices.

Índice analítico

217

Índice